※1
「**日本人の7割は口臭がキツイ!**」

日本に住む外国人へのアンケート結果です。

※2
「**日本人の約8割は歯周病**」

調査結果が示す衝撃の事実です。

私たち日本人の口は、いま大変なことになっています。

これは決して他人事ではありません。

その原因に、あなたは気づいていますか――?

実は「だ液」が
足りないのです。

まん延する日々のストレスや
あまり噛まない食生活
高齢化による口の衰えなどにより、
だ液はどんどん出にくくなっています。

なぜ、だ液が足りないとダメなのでしょうか？
実は、だ液にはすごい能力があるんです。

歯周病、むし歯、口臭は
だ液で防ぐことができます。

では、どうしてだ液にそんな力が
あるのか？

その理由は、だ液が持つ

「殺菌パワー」です。

この本を手にしたみなさんの多くは
毎日の歯磨きを欠かさず
行っていることでしょう。
それなのに、
日本人の8割は歯周病……。
いったい、なぜでしょうか？
実は、1回3分程度の歯磨きや、うがいでは、
口のなかの汚れは十分に落ちません。

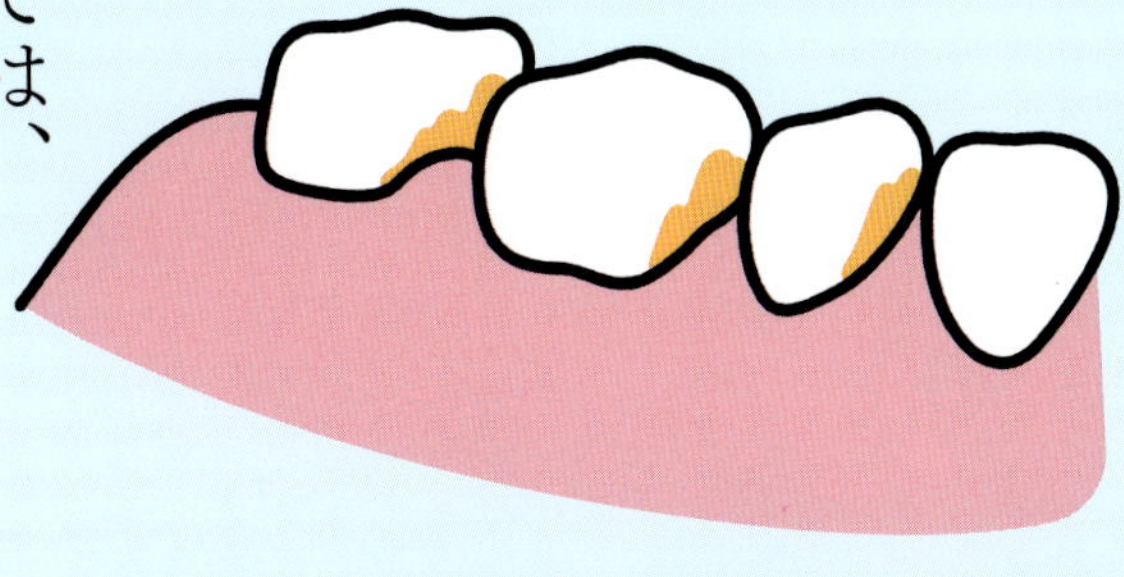

磨き残した汚れや食べかすは、
悪玉菌（歯周病菌、むし歯菌）を繁殖させ、
やがて口内環境を壊滅させます……！

しかし、長い時間をかけて、
歯のすみずみまで完璧に磨きあげるのは、
簡単なことではありません。

もしかするとあなたの口は、
悪玉菌でいっぱいの「**汚口**《おくち》」かもしれません。
まずは次ページのチェックリストで
ご自身の口の状態を知ってください。

あなたは、ひょっとすると「汚口」!?

口の状態診断チェックリスト

- □ 歯並びが悪い。歯に隙間がある。
- □ たまに、歯の間に食べかすが詰まっているのに気づくときがある。
- □ 口の中がネバネバするときがある。
- □ 鏡で自分の舌を見ると、苔のようなものがついている。
- □ 1度でも、口が臭いと言われたことがある。
- □ 甘いもの（糖質）や炭水化物が好きだ。
- □ 食べ物をあまり噛まずに飲み込んでしまう。
- □ 口で息をするくせがある。
- □ 歯ぐきから、出血することがある。
- □ 歯がしみることがよくある。
- □ むし歯やぐらぐらする歯がある。
- □ 1日1回しか歯を磨かない。
- □ 舌でなめると歯の表面がざらざら、もしくは、ぬるぬるしている。
- □ 歯ぐきがやせて下がっている。
- □ 歯間ブラシやフロスをまったく使わない。
- □ たばこを吸う。
- □ 歯磨きは1回あたり1～3分程度だ。
- □ 食事をしたあと歯を磨く習慣がない。
- □ 起床後、寝る前に歯を磨かない。
- □ 定期的に歯医者に通っていない。

3個以内

1個でもある方は「汚口」予備軍です。口のなかの状態、生活習慣に気をつければ、しばらくは大丈夫。しかし油断は禁物。現在の生活を維持しながら、より多くのだ液を分泌できる口内環境をつくることが、「美口《びくち》」への道です。そろそろ病院で「美口」かどうかチェックしてもらう頃かも。

4〜9個

現時点で口のなかに重大なトラブルは見られなくても、着々と「汚口」は進行しています。最近は歯科での検診もあまり受けていないのでは？ まずは歯磨きを徹底し、口内環境をきれいに保つために、だ液たっぷりの口にするための対策を行わなければなりません。

10個以上

すでに重度の「汚口」である可能性があります。。生活習慣を根本から見直すことが大切。健康に長生きするために、「汚口」撃退に向けてこの本で紹介するメソッドを必ず実践しましょう。早めに歯科医の診察を受け、定期的に通院するようにしてください。

いかがでしたか？

「汚口」が決して他人事ではないことに
ショックを受けた人もいるかもしれません。

しかし、そんな私たちを救ってくれるのが
「だ液」なのです。

だ液が悪玉菌を洗い流すだけでなく
だ液に含まれる抗菌物質が悪玉菌を殺し、
口のなかの善玉菌（乳酸菌）を増やすことで、
歯周病、むし歯、口臭を予防できるのです。

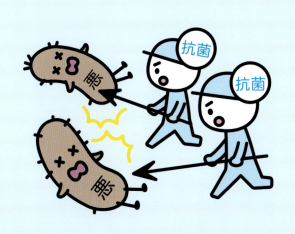

実は、こんなに凄い!!

だ液の知られざるパワー

1 悪玉菌だけを殺し、善玉菌は生かす

市販のマウスウォッシュでは、悪玉菌だけでなく善玉菌まで殺菌してしまいます。悪玉菌だけを殺菌できるのは、天然の消毒液であるだ液だけ。

2 サラサラだ液、ネバネバだ液のWパワー

だ液は「サラサラ」と「ネバネバ」の２種類。サラサラだ液は抗菌力が強く、ネバネバだ液は保湿効果に加えて、ばい菌をからめ取る役割を担っています。

では、どうすれば、だ液たっぷりになれるのでしょうか。
その、すごい方法が「**殺菌ベロ回し**」です。

3 乳酸菌を増やすことで、口内フローラを改善

だ液の抗菌物質が悪玉菌を殺し、空いたスペースに善玉菌が増殖することで、口内環境が美しく保たれるのです。

4 口のなかのpH《ピーエイチ》のバランスを自然に保つ

pH 値の乱れは、むし歯の大きな原因となります。だ液をたっぷり分泌すると、口のなかの pH 値を常に適切に保つことができます。

これが、だ液がたっぷり出る
殺菌ベロ回しだ！

殺菌ベロ回しは、実はとても簡単。口を閉じて1回1分ベロ回しを複数回行うだけ。だ液がじわーっと出て、1分後には、だ液が下あごの内側にたまっているのを実感するでしょう。

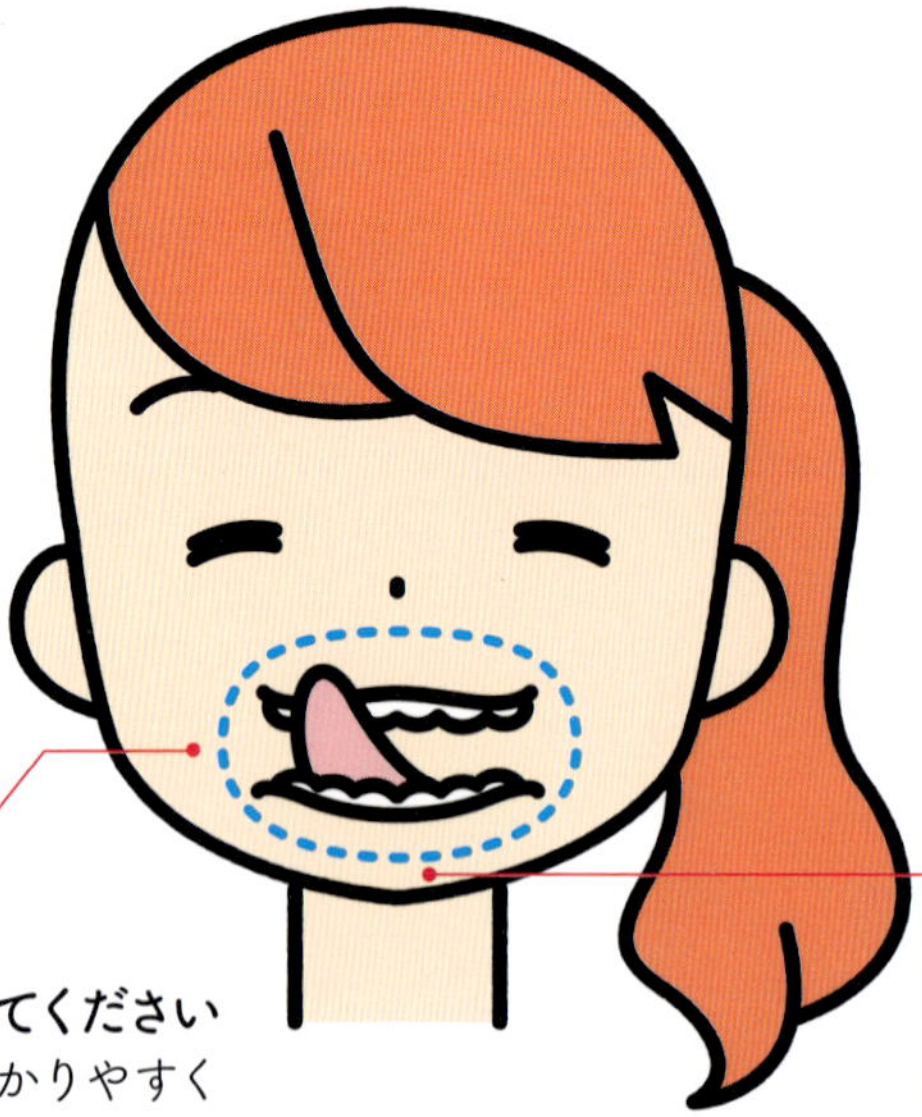

口を閉じて行ってください
（イラストではわかりやすくするために口のなかを見せています）。

上から下にぐるっとベロを回します。歯ぐきの表面と裏側の両方で回しましょう。

※詳しくは64ページをご参照ください。

殺菌ベロ回しのココがすごい

1 サラサラだ液、ネバネバだ液の両方が出る。

2 三大だ液腺も一気に刺激できる！

3 歯ぐきの奥※に潜む歯周病菌も排除できる。

4 舌が鍛えられるので、
日を追うごとにだ液が出やすくなる

5 歩きながらでもできるから、手軽。
人に気づかれずどこでもやれる。
電車のなかや会議中など。

※齦頬《ぎんきょう》移行部《いこうぶ》といい、歯ぐきと頬の粘膜の境目のこと

さらに、歯周病を防ぐことは、病気にならない体をつくることでもあります。

近年の研究で、歯周病が次に挙げるような全身疾患の原因になることがわかりました。

歯周病菌や、その毒素が全身にまわるためと言われています。

- **認知症**
- **糖尿病**
- **骨粗しょう症**
- **誤嚥《ごえん》性肺炎**
- **動脈硬化**
- **脳梗塞**
- **低体重児出産**

ベロ回しは、美容面でも効果大。

ベロは筋肉のかたまりですから、
鍛えることで発達します。
それによりあごのラインが引き締まり、
口角がキュッと上がった
若々しい顔をつくることができるのです。

こんな方は、ぜひ、
1分間「殺菌ベロ回し」をお試しください。

歯周病、むし歯、
口臭を防ぎたい

100歳まで
元気で暮らしたい

認知症に
ならないようにしたい

糖尿病や動脈硬化
などの生活習慣病に
なりたくない

メタボや肥満に
なりたくない

子どもを
病気から守りたい
お子さんと一緒に
殺菌ベロ回しをやりましょう

いくつになっても
美味しくごはんを
食べたい

引き締まった
小顔になりたい

次ページから、実際に殺菌ベロ回しを3週間試した
モニターさんの結果と、喜びの声を掲載しています。
ぜひ、ご一読ください。

モニター体験記
「殺菌ベロ回し」を実際にやってみました

「殺菌ベロ回し」を実際に試していただいた、その結果と体験者の声をお伝えします。だ液は「天然の消毒液」であることがおわかりいただけると思います。

モニターの内容

殺菌ベロ回しを3週間、毎日3食後に継続して実践してもらい、やる前とやったあとのデータを比較しました。

次ページの表の見方

潜血　平均22

歯肉の炎症、傷、口腔粘膜のできものなどがあると、だ液中の潜血が多くなることが知られています。

白血球　平均49

歯肉に炎症があると、だ液中の白血球が多くなることが知られています。

タンパク質　平均43

歯周病の原因菌が多く、歯肉に炎症があると、だ液中のタンパク質が多くなることが知られています。

※アークレイ社「唾液検査用装置 SiLL-Ha」を使用（だ液の量以外）。
※今回は当日のコンディション等に左右されにくい上記の3項目に絞って結果を掲載しました。
※全体を100とした場合の平均値です。

※お名前は仮名とさせていただきました

だ液がたくさん出るようになり、あごのラインが引き締まりました！

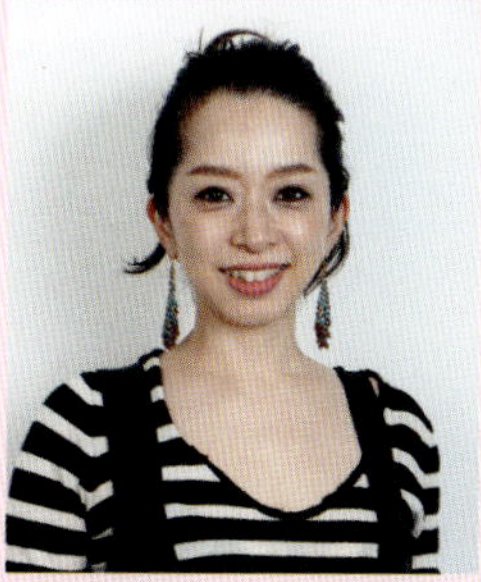

横野春香さん　女性　44歳

ベロ回し体操を始めたばかりの頃は、自分のベロが意外なほど動きにくいことにショックを受けました。それでも毎日続けるうちにベロが少しずつ長く、よく動くようになっていくことを実感。口の中の潤いも増していきました。とくに2週目あたりからはそうした感覚が強く、楽しくベロ回し体操に取り組むことができましたね。3週目には、化粧の途中でふと、あごのラインがシャープになっていることに気づき、その効果に驚きました！

◎だ液の量

1週目　3ml

2週目　4ml

3週目　4.5ml

潜血	22 → 9	13ポイント改善
白血球	84 → 25	59ポイント改善
タンパク質	42 → 23	19ポイント改善

殺菌ベロ回しは習慣化しやすく、無理なく続けられました

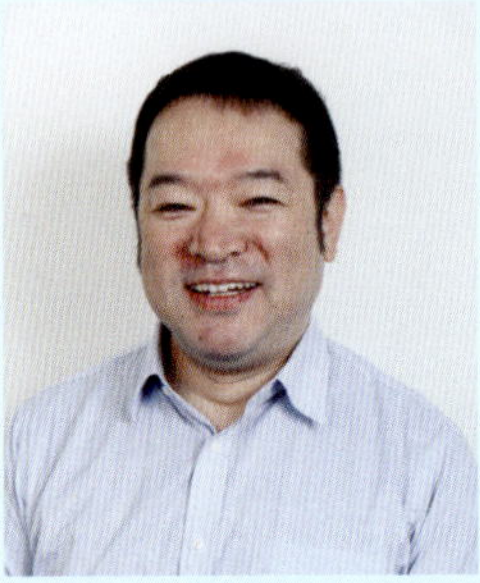

小川浩さん　男性　44歳

これまで生活のなかでは、だ液の存在もベロの動きも、ほとんど意識することがなかったので、新鮮な体験でした。最初はベロが硬く感じていたものが、ベロ回し体操を続けて2週間ほどすると少しずつ可動域が広がり、体操が楽しくなりましたね。それに合わせて、だ液の量も増えたのがわかりました。ベロ回し体操は習慣化しやすいメソッドなので、日常に無理なく取り入れることができるのがいいですね。

◎だ液の量

1週目　3ml

2週目　3.5ml

3週目　3.5ml

潜血	53 ➡ 42	11ポイント改善
白血球	89 ➡ 88	1ポイント改善
タンパク質	91 ➡ 74	17ポイント改善

口のなかの炎症がやわらぎ白血球が大幅減

清田一郎さん　男性　45歳

◎だ液の量

1週目　3.1ml

2週目　3.7ml

3週目　3.5ml

潜血	37 → 14	23ポイント改善
白血球	64 → 26	38ポイント改善
タンパク質	38 → 21	17ポイント改善

ベロ回しのおかげでだ液の量が着実に増加

井上真由子さん　女性　47歳

◎だ液の量

1週目　3.0ml

2週目　3.5ml

3週目　3.5ml

潜血	12 → 9	3ポイント改善
白血球	78 → 64	14ポイント改善
タンパク質	25 → 27	2ポイント増加

はじめに

「美口」になれば人生が変わる！

誰しも子どもの頃から、食事後や就寝前に「ちゃんと歯を磨きなさい」と教えられてきたことでしょう。歯磨きは私たちの生活と密接にかかわる、馴染み深い習慣です。

では、なぜ歯を磨く必要があるのでしょうか。

むし歯予防のため？

それとも、口臭予防のため？

どちらも正解で間違いありませんが、実はそれだけでは不十分。

昨今では、口のなかで起きるむし歯や歯周病といった病気が、脳や血管、臓器に至る体のすみずみまで影響を及ぼすことがわかってきました。

口はすべての消化器への入口。そのため、口のなかがばい菌にあふれていると、人は健康を維持できなくなってしまうのです。

そこで、ばい菌だらけの「汚口」から、清潔で機能的な「美口」に整えてあげる必要があります。そのカギを握るのがだ液であり、ベロです。

だ液には実は、最先端の消毒液でもかなわない、理想的な殺菌効果が備わっています。そして、ベロをよく動かすことでだ液はたっぷりと分泌されるもの。

ところが、人は年齢を重ねるとともにベロの機能や噛む力が低下し、結果としてだ液の分泌量も減ってしまいます。

それによってむし歯や歯周病、さらには生活習慣病やがんなど、健康をおびやかす重大な病気のリスクが高まるというのは、意外と知られていません。

逆にいえば、ベロを鍛えて豊富にだ液を分泌することができれば、いつまでも健康でいられます。

本書が注目したのはまさにこの点。「殺菌ベロ回し」でベロの機能を取り戻し、健康で若々しい人生を送ってください。

坂本紗有見

第1章 だ液のミラクルパワーを知る　29

第2章　「殺菌ベロ回し」と汚口ケアの方法を大公開!!　61

第3章

「美口」になれば、いつまでも健康でいられる

第4章

歯並びが良くなれば口はこんなにキレイになる！

第5章

教えて！さゆみ先生 あなたの口の常識はこんなに間違っている

第1章

だ液のミラクルパワーを知る

こんなにスゴい！ だ液が持つ8つの働きとは？

子どもの頃、転んでひざを擦りむいたときなど、「つばをつけておけば治るよ」と言われたことが誰しもあるのではないでしょうか。

つまり、だ液には殺菌や消毒の効果があるというのは、昔から信じられてきたことです。

そもそもだ液とは何のためにあるのでしょうか？

だ液がなければ私たちの口のなかはカラカラに乾いてしまい、食べ物を咀嚼《そしゃく》したり、言葉を話すのに支障をきたすのは言うまでもありません。

しかし、単に口のなかを潤すためだけにだ液が存在するのかというと、そうではありません。

日頃なにげなく飲み込んでいるだ液は、実は次のような重要な役割を担っているのです。

- **自浄作用**
- **歯の再石灰化作用**
- **咀嚼補助**
- **免疫作用**
- **抗菌作用**
- **消化作用**
- **歯の保護（円滑）作用**
- **pH緩衝《かんしょう》作用**

こうしただ液の働きが解明されるにつれ、近年、口内環境は全身の健康と長寿にかかわる重要な要素であることがわかってきました。

言い換えれば、**だ液は人が健やかに長く生きるために不可欠なものであり、天然のスーパー消毒液**なのです。

これらの役割について、詳しく見ていきましょう。

だ液がたっぷり出れば、歯周病やむし歯の予防につながるワケ

犬や猫などの動物が、ケガをした傷口の部分をペロペロとなめていることがよくあります。

これは単に流れる血をふき取っているのではなく、だ液によって傷を消毒するための行動であると言われています。

実際、**だ液はばい菌を撃退する消毒効果を備えています**。

具体的には、リゾチームやラクトフェリンやラクトペルオキシダーゼという、舌を噛みそうな抗菌成分の働きによって細菌の繁殖を抑え、傷口の悪化や化膿を防いでいます。

歯磨きをしない動物が、人間のようにむし歯に悩まされることがないのも、こうした働きによるものでしょう。

す。

だ液はむし歯はもちろん、口臭や歯周病のリスクを防ぐ役割を担っているのです。

口内に複数あるだ液腺が正しく機能していれば、だ液は本来、潤沢に分泌されるものです。

そして口のなかに豊富な水分が送り込まれれば、食事のあとの食べかすや汚れが洗い流され、むし歯や歯周病の原因となるプラーク（歯垢《しこう》）の発生を防ぐことができます。

だ液が天然の消毒液であるとされるのは、まさにここに理由があります。

さらに見逃せないのは、口のなかのpH値です。

みなさんも化学の実験で、いろいろな物のpHを測ったことがあると思いますが、口のなかは本来、中性に保たれています。ところが、食事によって糖（ごはん、パン、麺など）を摂取すると、口内のpH値は酸性に大きく偏ります。これがむし歯予防において大きな問題となるのです。

むし歯とはその原因菌であるミュータンス菌がつくりだす酸によって、歯が溶かされていくもの。そのため酸性に偏った口内はミュータンス菌にとって好都合で、歯はどんどんむし歯に侵されてしまうことになります。

そこで、もともと弱アルカリ性の性質を持つだ液を大量に分泌させると、**口のなかのpH値が中和され、むし歯菌が悪さをしにくい環境を整えることができる**のです。

口のなかには6000億の細菌が……!

人間の口のなかには、1000億〜6000億個もの細菌が生息しています。なんとも想像を絶する量ですが、これらは大まかに3種類に分類されます。

体にとって良い作用をもたらす「善玉菌」。

悪い働きをする「悪玉菌」。

そのどちらでもなく、状況によって善玉菌としても悪玉菌としても振る舞うことがある「日和見菌」。

これらのバランスを**「口内フローラ」**と表現します。

フローラとはお花畑の意味で、さまざまな種類の花がひとつの場所に咲き乱れる様子をイメージしてもらえばわかりやすいでしょう。

近年話題になっている「腸内フローラ」と同様に、口のなかでも善玉菌、悪玉菌、日和見菌が、常にそれぞれシェアを奪い合っているわけです。

なお、口のなかに生息する細菌の種類やその割合は、人それぞれ異なります。また、口内フローラのバランスは、生活習慣やコンディションなどさまざまな要因で変化していきます。

もしもバランスが崩れ、**口内フローラが悪玉菌に偏りすぎてしまうと、歯周病やむし歯のリスクが高まります。**

そればかりか、歯周病菌が口のなかで増殖し、それが血管に侵入すると、肺炎や心筋梗塞、脳梗塞、糖尿病、さらには認知症といった全身疾患のリスクにまで直結することが近年の研究でわかってきました。

歯ぐきが赤いのは、表面に血管が多く集まっている証拠。つまり、歯周病菌が血に侵入するリスクは、みなさんが思っているよりもはるかに高いのです。

口内フローラを整えることは、全身の健康を守る重要な第一歩であるということが、おわかりいただけたのではないでしょうか。

だ液は悪玉菌だけをやっつける最高の消毒液！

口のなかでは善玉菌や悪玉菌、そして日和見菌が常にせめぎ合いながら、口内フローラのバランスを保っています。

しかし、そのバランスが乱れ、悪玉菌の割合が多くなると、人は体調に異変をきたします。

たとえば歯周病の原因となる歯周病菌や、むし歯の原因となるミュータンス菌は、体に悪い作用をもたらす悪玉菌の代表格。

逆に、人体に有益な善玉菌もたくさん存在しています。近年**とりわけその働きが注目されているのが乳酸菌**で、悪玉菌を撃退する役割があることがわかっています。

そのためだ液の分泌量が少ないと、おのずと乳酸菌の量も減り、口内フローラが悪玉菌に偏ってしまうことになります。

逆に**だ液をたっぷり出せば、殺菌効果で悪玉菌が減り、その分、乳酸菌などの善玉菌が増えていきます**。

つまりだ液は口内フローラを良好に保つための、重要なカギを握っているわけです。

歯磨きだけで歯周病は防げない

「歯磨きを毎日しっかりやれば大丈夫」

そういう意見もあるでしょう。

もちろん、歯磨きは最低1日1回以上、特に寝る前にしっかりと行うのが理想的。そして、**定期的に歯科クリニックに出向き、歯ぐきのなかを掃除してもらうのがベスト**です。

毎日の歯磨きを欠かさない人は決して少なくないでしょう。それにもかかわらず、日本人の8割が歯周病と言われています。これはいったいなぜでしょう?

そもそも「十分な歯磨き」というのは、決して簡単ではありません。

みなさんは、1回の歯磨きにどのくらいの時間をかけているでしょうか。おそらく、「1〜3分程度」という人が多いのではないでしょうか。

しかし、3分程度の歯磨きでは、歯の隙間や奥まで完璧に磨くことはまず不可能で、磨き残しが生まれてしまいます。

少しでも食べかすや汚れが残っていれば、そこから悪玉菌は繁殖していきます。

さらに多くの時間をかけて、歯間ブラシやフロスまで活用して徹底的に磨いていれば別ですが、多忙な現代人がそこまで歯磨きに労力を割くのは難しいでしょう。


そもそもむし歯を防ぐためには、歯を磨くだけではなくシュガーコントロール（糖分摂取の制御）が重要ですが、これもよほど意識しないと難しいでしょう。

だからこそ、**まずはだ液をたっぷり分泌することから始めてみませんか？**

今まで通りの歯磨きでも、だ液を増やすことで口のなかの健康状態が改善し、歯周病やむし歯を予防することは可能です。

さらに歯周病は口臭の大きな原因のひとつですから、エチケットの面でもプラスに働くはずです。

市販のマウスウォッシュなどで悪玉菌を殺菌すればいいと考える人もいるか

もしれません。しかし、こうした消毒液は悪玉菌だけでなく善玉菌も一緒に殺菌してしまいます。その結果、かえって口内フローラを乱すことにつながり、口内環境を悪化させることがあるのです。

マウスウォッシュを使わず、水でうがいしても事情は同じ。水でだ液が薄められてしまうので、善玉菌の殺菌力が落ちるデメリットが大きいのです。

悪玉菌だけを選んで殲滅《せんめつ》するだ液の殺菌効果は、いいとこ取りの理想形。**だ液をたっぷり出して口内フローラを保ち、その上できちんと歯科で定期検診を受けるようにすれば、歯周病と無縁の生活を送ることができる**でしょう。

だ液を増やせば、がんのリスクも抑制できる！

だ液が持つ健康効果はまだまだあります。

今や日本人の2人に1人が罹患《りかん》するというがんの抑制にも、実はだ液は一役買っているようです。

だ液のなかには「ペルオキシダーゼ」と「パロチン」という物質が含まれています。ペルオキシダーゼは活性酸素を除去する働きを持つことで知られていて、結果的に**がんや動脈硬化、老化の原因を取り除いてくれます。**パロチンはホルモンの一種で耳下腺という場所から分泌されます。**代謝を活発にする役割があり、髪の発育を促したり、肌の調子を整えてしわやシミを防ぐ効果があります。**

だ液を多く分泌することがアンチエイジングに効くとされるのは、ここに理由があります。

また、歯やだ液に関する多くの著書を持つ、国立モンゴル医学大学客員教授の岡崎好秀先生によると、複数の発がん性物質をだ液に30秒間ずつ浸け置いたところ、発がん作用が低下することが実験によって確認されたのだそう。

昔から「ものをよく噛んで食べるとがんにならない」と言われますが、これは食物に含まれる発がん性物質の作用を、だ液によって抑制しようという教えなのです。

牛肉を焼いたときに発生する焦げの部分や、たばこのヤニなど、微量の発がん性物質を含むものは意外と身近に存在しています。

だ液はこれらから身を守るために、欠かせません。

逆に、「歯周病ががんのリスクを高める」ことも、横浜市立大学などの研究によって明らかになってきました。歯周病を悪化させることで知られる「フソバクテリウム・ヌクレアタム」という悪玉菌が、がんのリスクを高めるというのです。

この悪玉菌は、口腔がん、喉頭がん、食道がん、膵臓《すいぞう》がん、胃がん、大腸がんといった、主に消化器系のがんのリスクに深く関わっています。

口は食道を通して他の消化器官と直接つながっていますから、口内に悪玉菌がいれば、消化器官に影響を与えるのは当然のこと。

だ液を多く分泌することで、こうした悪玉菌の発生を抑えることができれば、がんのリスクも抑えられるのです。

だ液によって不安感も解消⁉

さらに、だ液の分泌量は私たちのメンタルにまで、少なからず影響を及ぼすことがわかってきました。

神奈川歯科大学の槻木《つきのき》恵一先生らが行う最新の研究により、**「だ液に含まれるタンパク質が、脳内の不安や緊張を和らげる機能を持つ」**という事実が明らかになったのです。

具体的には、だ液腺で生成された「脳由来神経栄養因子」と呼ばれる物質が体内に吸収されると、それが脳全体に行き渡り、ストレスや不安の軽減につながります。

みなさんも大事なイベント前など、緊張のあまり口のなかがカラカラになった経験があるでしょう。

そんなとき、本書が推奨する「**殺菌ベロ回し**」**によってだ液をたっぷり分泌することができれば、緊張感が緩和され、落ち着いた心を取り戻すことができる**に違いありません。

人は毎日1・5リットルのだ液を分泌している

口のなかには常時2~3ミリリットルのだ液が分泌されています。

では、だ液はそもそも、どこから湧いてくるのでしょうか?

美味しいものや酸っぱいものを思い浮かべたときに、口のなかによだれが一気にあふれてくることがあります。これらはすべて口内の「だ液腺」と呼ばれる器官から分泌されています。

だ液腺は大だ液腺と小だ液腺の2種類に分けられます。

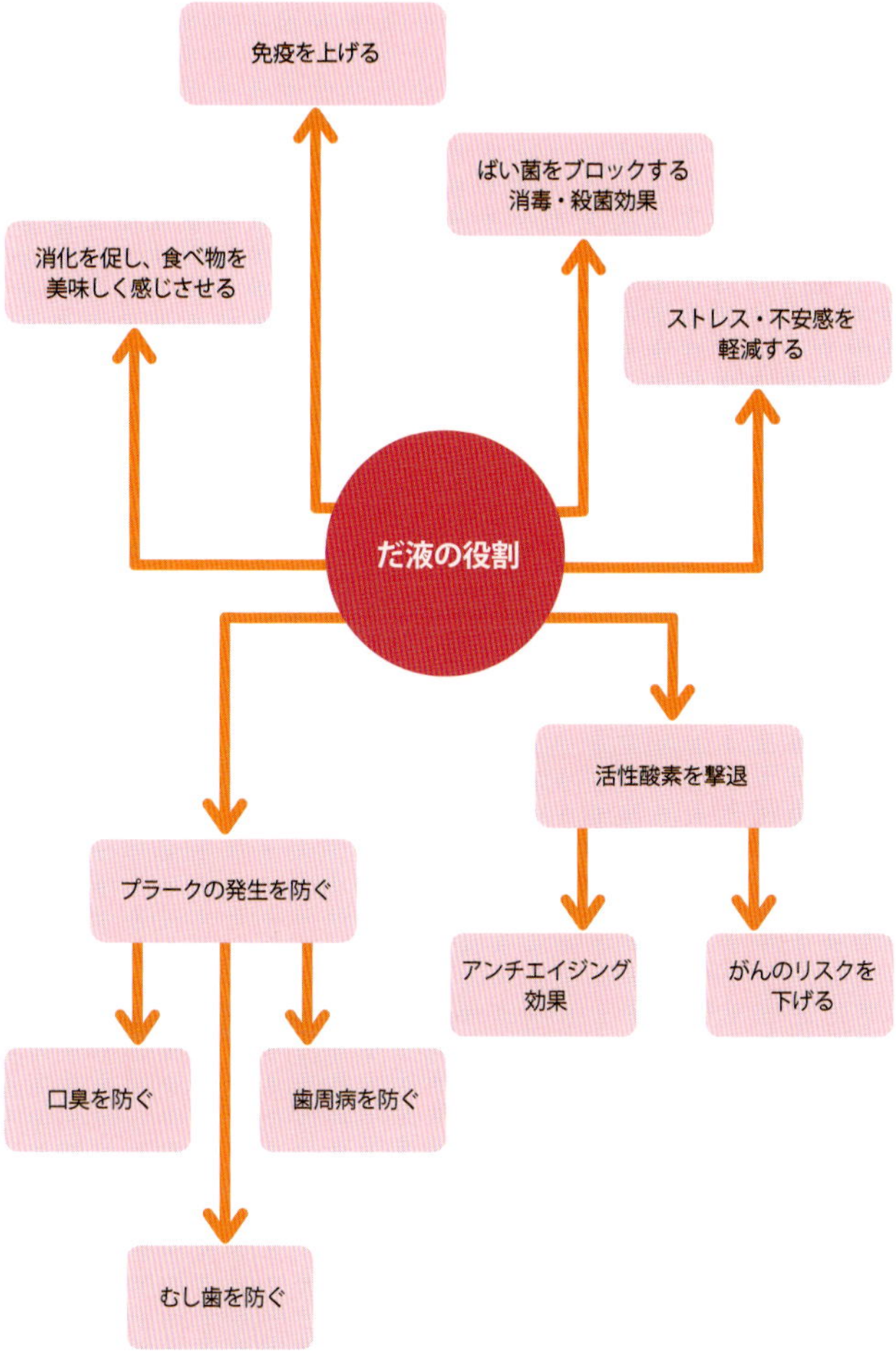

だ液には「身体にいい」メリットがたくさん！

まず大だ液腺は、耳の下あたりに位置する「耳下腺」、あごの付け根にある「顎下腺」、そして舌の根本にある「舌下腺」の3つ（71ページ参照）。

一方の小だ液腺は、舌や口蓋（口のなかの上側の壁）をはじめとする粘膜面に、無数に存在する小さなだ液腺を表しています。

健康な成人の場合、口のなかの健康を保つために、平均的に1日あたり1・0〜1・5リットルほどのだ液が分泌されています。

つまり、**大きなペットボトル1本分ほどのだ液が毎日循環している**ことになり、前述した洗浄やむし歯予防のほか、粘膜の保護や消化の促進など、さまざまな面で私たちの生活をサポートしてくれているのです。

ただし、加齢やストレス、あるいは何らかの疾病が原因になって、だ液の分泌量が少なくなってしまうことがあります。すると、どうなるでしょうか？

だ液が減ると口のなかが乾燥し、食べ物を咀嚼しにくくなるばかりか、プラークがつきやすくなり、口臭がキツくなるといったトラブルの原因になります。

仮に、はっきりと自覚できるかたちでトラブルが起きなかったとしても、他人から「あの人は口が臭い」と思われているかもしれません。これは困りものです。症状があまりに酷い場合は、舌痛や口内痛を起こすこともあり、さらには口内炎やむし歯、歯周病にかかりやすくなることも――。

つまり、**だ液の分泌を促すベロ回し体操は、エチケットや健康を保つために最適な取り組み**なのです。

だ液には「サラサラ」と「ネバネバ」の２種類がある

だ液にも種類があることをみなさんはご存知でしょうか。「サラサラだ液」と「ネバネバだ液」の２種類です。

サラサラだ液は、主に副交感神経が優位な状態で分泌されるもの。

つまり、リラックス状態にあるときに多く出るもので、アミラーゼなどの消化酵素を豊富に含んでいるのが特徴です。

家族や気のおけない友人などとの食事が楽しく感じられるのは、リラックスしながら食卓を楽しんでいることで、このサラサラだ液が消化や口内の洗浄をサポートしてくれているからかもしれません。

なお、サラサラだ液にはラクトフェリンという殺菌成分が多く含まれています。ラクトフェリンは出産直後の母乳に特に多く含まれているもので、**あらゆる外敵から新生児を守れるほど強力な免疫能力を持つ物質**です。つまり、私たちの健康を守る強い味方と言っていいでしょう。

一方、ネバネバだ液は交感神経によって分泌されるもので、ムチンという粘性の強い物質が含まれただ液のことです。

主にイライラしていたりストレスを感じている状態のときに分泌され、緊張しているときに口のなかがネバネバすることがあるのはこのためです。

サラサラだ液

特徴

リラックス状態のときに多く出る
アミラーゼ（消化酵素）、ラクトフェリンを多く含む

役割

消化
口内の洗浄をサポート
免疫能力

ネバネバだ液

特徴

ストレス状態のときに多く出る
ムチン（粘性の強い物質）が含まれる

役割

外部から侵入する細菌を撃退

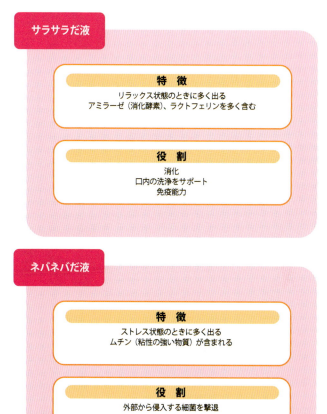

ただし、ネバネバだ液は**外部から侵入する細菌をムチンがからめ取り、撃退する役目**を持っています。いわば「天然のハエ取り紙」のようなイメージです。また、**口内の粘膜を保護する働きがあるため、健康維持には欠かせません。**

これらはそれぞれ分泌されるだ液腺が異なり、耳下腺からはサラサラだ液が、舌下腺からはネバネバだ液が、そして顎下腺からはその両方が分泌されます。

また、食事中の咀嚼の動きで分泌されるだ液を「反射だ液」と呼び、こちらはサラサラだ液の割合が多くなります。これは食べかすなどの洗浄を促すためと考えられます。

近年の大発見！「ロイテリ菌」と「L8020菌」

だ液の研究は今も日進月歩で進められ、日々、さまざまな発見がもたらされています。

近年のひときわ大きな発見といえば、なんといっても「ロイテリ菌」と「L８０２０菌」という、２つの乳酸菌でしょう。

まず、長らく研究されてきた「ロイテリ菌」は、ラクトバチルスの嫌気性菌で、人の母乳に由来する乳酸菌です。

ロイテリ菌は「ロイテリン」という天然抗菌物質を生成し、悪玉菌を抑制する能力を持っています。

すでに世界中で多くの治療に活用されており、実際に**「口臭が抑えられる」**、**「歯肉炎が緩和される」といった効果が認められています。**

さらに特筆すべきは**「ロイテリ菌による副作用の報告がこれまでに1件もない」**ということ。つまり誰もが安心してロイテリ菌の働きに頼ることができるのです。

また、このロイテリ菌と合わせて研究が進められているのが、「L８０２０菌」です。

こちらは広島大学の二川《にかわ》浩樹教授によって新たに発見された乳酸菌です。むし歯や歯周病のない人の口内から発見されました。二川教授らの研究によって、**L8020菌はむし歯や歯周病菌の抑制に効果的**であることがすでにわかっています。

L8020菌の大きな特徴は、善玉菌をそのままに、悪玉菌だけを制御する働きを持っている点でしょう。

最近では二川教授の指導のもと、歯磨きジェルや洗口剤、タブレット、チョコレートなど、外部からこのL8020菌を摂取することが可能になりました。

なお、「8020」とは、80歳になっても歯を20本以上残し、全身の健康を維持しようとの思いから名付けられたもの。

健康寿命に口内からアプローチするために、**ロイテリ菌やL8020菌といった善玉菌を上手に取り入れるのは有効な手段**なのです。

ベロを鍛えれば健康で美しい口が手に入る

ここまでお読みになった人は、だ液がどれだけ重要なものか、おわかりいただけたでしょう。

では、どうすればだ液たっぷりの口になれるのでしょうか？

そのカギを握るのがベロ（舌）です。

ご存知のように人間の口は、口唇や歯、歯ぐき、ベロ、口蓋、粘膜、咽頭、だ液腺——といったさまざまな器官で構成されています。一言で「口」といっても、非常に多くの器官で構成されているわけです。

そのなかでも、本書はなぜベロに着目するのか。

それは、**ベロが全身のなかでも味覚を司る唯一の器官であり、自分の意志で動かすことのできる巨大な筋肉のかたまり**だからです。

上下左右へと思いのままに動かすことができるベロは、だ液の分泌に大事な役割を担っています。なぜなら、ベロを動かすと、口のなかにある複数のだ液腺が刺激され、たくさんのだ液を出すことができるからです。

現代人は食生活の変化に伴い、硬いものを噛む機会が少なくなってきました。そのため誰しも少なからず、口やベロを適切に使うことが苦手になっています。ベロの動きが最小限に留められるとだ液の分泌が滞り、だ液が持つさまざまな効能を享受できなくなってしまいます。端的にいえば、**噛む刺激によって潤沢にだ液を分泌することが、口内フローラを整えることに直結**します。

さらに大切なのは、〝ベロを鍛える〟という発想を持つことです。

ベロは筋肉であり、筋肉は人の身体のなかの臓器で唯一、自分がコントロールできる器官です。つまり、ベロはトレーニングによって機能を伸ばすことが可能です。

たまに70代くらいの高齢ボディビルダーが話題になるように、筋肉はトレーニ

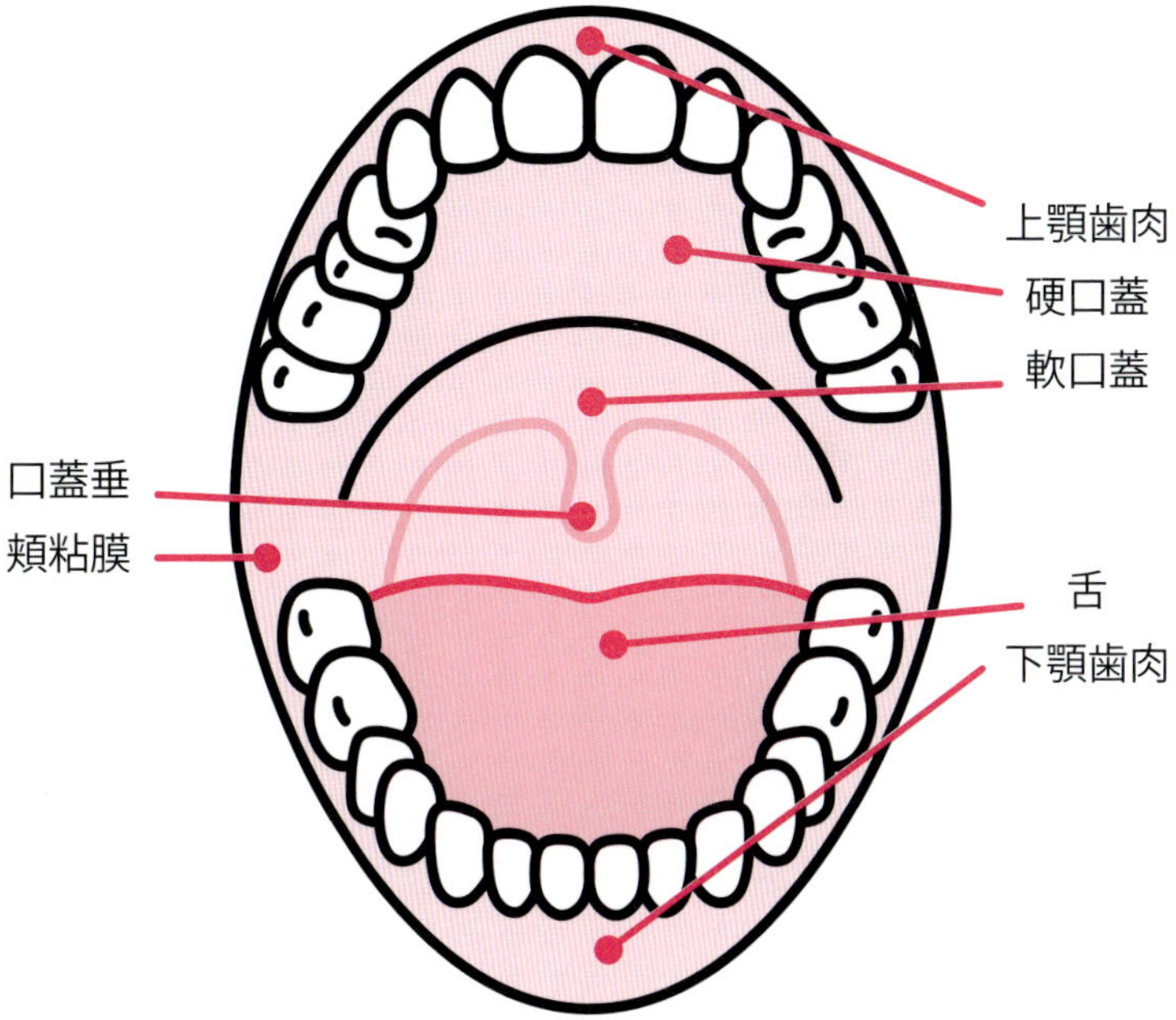

ベロは自分の意志で上下左右に動かせる巨大な筋肉のかたまり

ング次第でいくつになっても発達します。

本書が提唱する**「殺菌ベロ回し」は、まさにベロを鍛え、手軽に大量のだ液が出せるようになるためのエクササイズ**なのです。

1日3回、1分間のベロ回しを習慣化することで、ベロは本来の機能を取り戻し、だ液のスムーズな分泌を促します。

それはむし歯や口臭を予防するだけでなく、口内フローラを理想的なバランスに保ち、ひいては心筋梗塞や脳梗塞、認知症、糖尿病といったさまざまなリスクの抑制にまでつながります。

その意味でベロを鍛えることは、健康長寿への大きな第一歩。よく、上下の歯が餅つきの「杵と臼」に例えられますが、このときベロの役割はいわば「返し手」です。ベロを鍛えることで、よりうまく咀嚼（餅つき）できるようになり、食べ物も消化しやすくなります。

さらにベロを鍛えれば**口元が引き締まって見た目も若々しくなり、アンチエイジングの面でも効果が期待できる**のです。

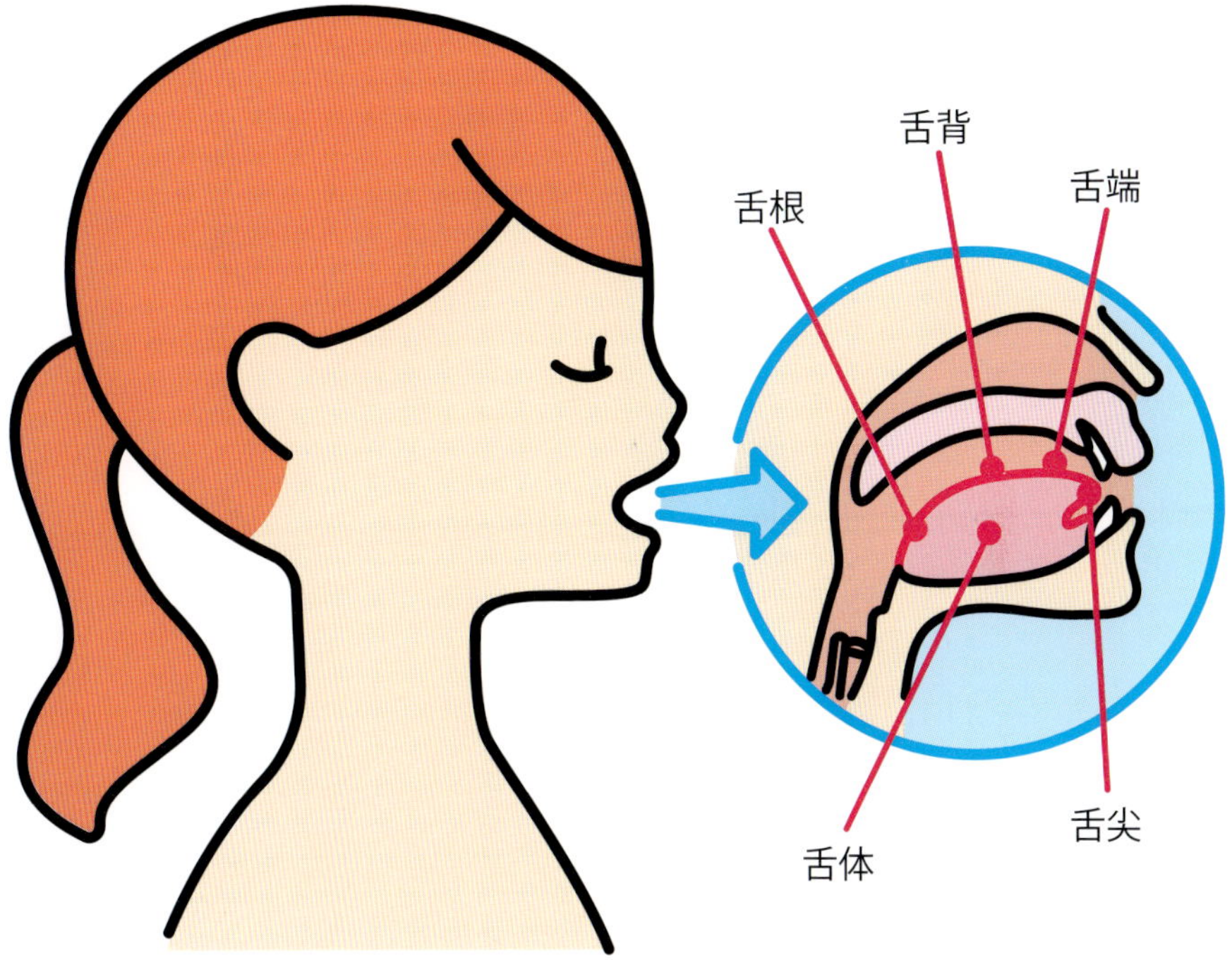

「ベロ」の各部位の名称

ベロの筋力をチェックする簡単な方法

「ベロを鍛える」といっても、あまりピンと来ない人もいるかもしれません。たとえば、「手の力が足りなくて瓶のふたが開けられない」という経験はあっても、「ベロの筋力が足りなくて困った」という経験はあまり聞きません。

しかしそれは、本人が気づいていないだけで、ベロの筋力が低下しているために、正しい食べ方や正しい噛み方ができなくなっているケースは決して少なくありません。

そこで、誰でもその場で簡単にできる、**ベロの筋力チェック法**をご紹介します。

実はベロには「正しい置き場所」があります。口を自然に閉じたとき、上あごのざらざらした部分の少し後ろのスペースが、**ベロの正しい置き場所（スポット）**です。

このとき、ベロは上あごにゆるくピタッと全体的に平らに吸いついたように

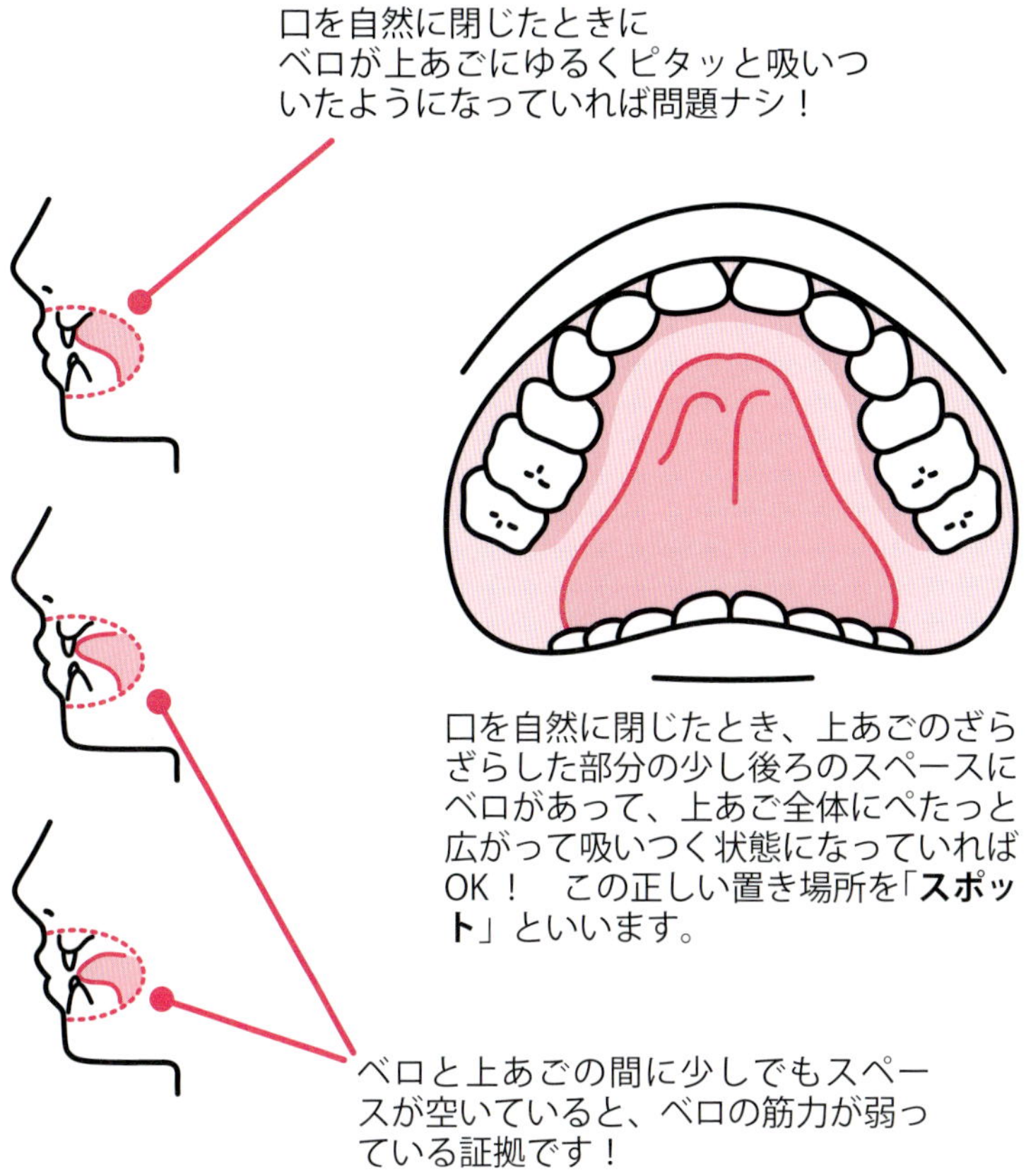
口を自然に閉じたときに
ベロが上あごにゆるくピタッと吸いつ
いたようになっていれば問題ナシ！
口を自然に閉じたとき、上あごのざら
ざらした部分の少し後ろのスペースに
ベロがあって、上あご全体にぺたっと
広がって吸いつく状態になっていれば
OK！　この正しい置き場所を「**スポッ
ト**」といいます。
ベロと上あごの間に少しでもスペー
スが空いていると、ベロの筋力が弱っ
ている証拠です！

ベロには正しい置き場所があります！

なっていれば問題ありません。しかし、無意識に口を閉じたときに、舌と上あごの間に少しでもスペースが空いてしまうようなら、ベロの筋力が弱っている証拠。これでは十分な量のだ液を出すことはできないでしょう。

次の章で紹介する「殺菌ベロ回し」を実践すれば、だ液がたくさん出るだけでなく、ベロの筋力が鍛えられ、**咀嚼や嚥下《えんげ》、呼吸、姿勢、発音など、口に関するすべての機能が改善されます**。

さっそく挑戦してみましょう。

第2章

「殺菌ベロ回し」と汚口ケアの方法を大公開!!

1回たったの1分間！「殺菌ベロ回し」で美口をつくろう

第1章で、私たちが健康に生きていくために、だ液が大切な役割を担っていることをご説明しました。

だ液は天然の消毒液として働き、歯周病菌やむし歯菌を撃退し、私たちの体をさまざまな病気から守ってくれています。

いつまでも健康で若々しく暮らすためには、ベロを鍛え、十分なだ液を分泌できる口をつくる必要があります。

そこで考案したのが、「殺菌ベロ回し」です。

この殺菌ベロ回しは、ただ、だ液がたくさん出るだけのものではありません。次に挙げるような、すごい長所があるのです。

1　サラサラだ液、ネバネバだ液の両方が出る
2　三大だ液腺も一気に刺激できる！
3　歯ぐきの奥に潜む歯周病菌も排除できる
4　舌が鍛えられるので、日を追うごとにだ液が出やすくなる
5　手軽にできる。電車のなかや会議中など

意外と知られていませんが、ベロは筋肉のかたまり。そのため年齢とは関係なく、いくつになっても鍛えることができます。

ベロを十分に動かせるようになると、だ液腺が刺激され、良質のだ液をたっぷりと分泌できるようになります。それによって悪い菌を撃退し、**口のなかを常に清潔に保つことができます**。

殺菌ベロ回しの目的は、雑菌がたくさん棲みついた「汚口」を、「美口」に改善することにあるのです。

「殺菌ベロ回し」をやってみよう！

いつでもどこでも、手軽に実践できる「殺菌ベロ回し」。
さっそくチャレンジしてみましょう。

ポイント

- 毎日3回、食事のあとに行うこと
- 1セット＝1分間かければ十分
- 口は閉じた状態で！
- ゆっくり!! しっかりと!!

1 ベロを伸ばして、歯ぐき「表面」を右上から左下へ、ゆっくり円を描くようにぐるりと回す（上6秒、下6秒）。

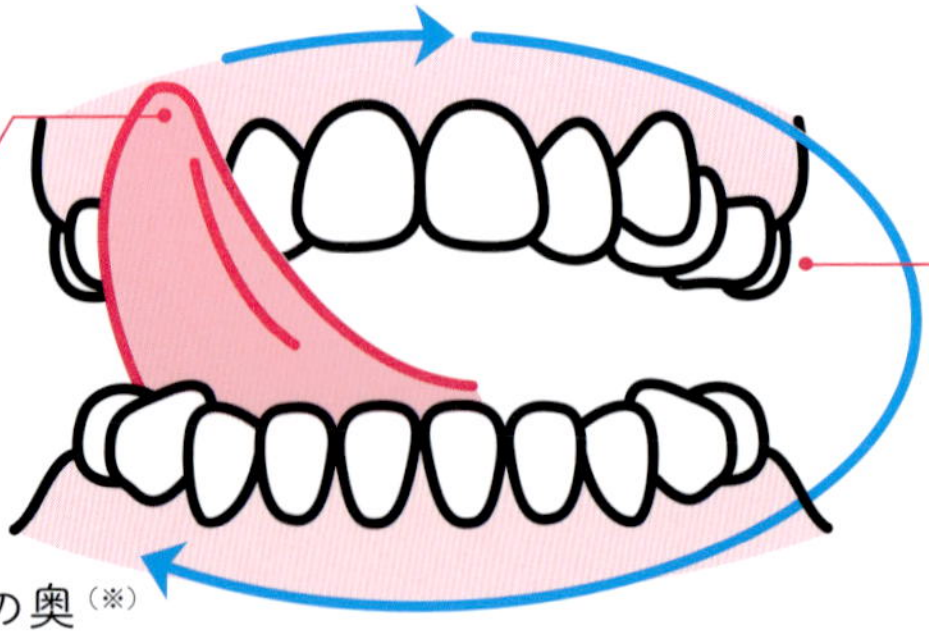

奥歯のうしろまでしっかり舌を伸ばしましょう。
ベロは歯ぐきの奥（※）まで伸ばすことを意識しましょう。そこに歯周病菌が隠れている可能性があります。

※ベロを伸ばした歯ぐきの奥を、齦頬移行部（ぎんきょういこうぶ）といい、歯周病菌が潜みやすいエリアです

2 そのまま折り返し、左下から右上まで戻る（下６秒、上６秒）。

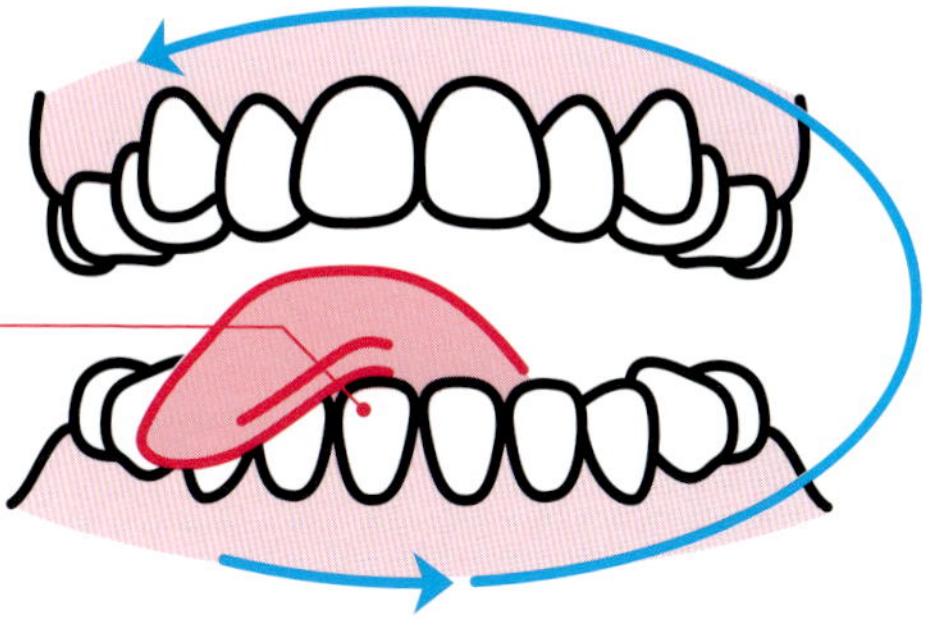

下の前歯にベロが当たると痛みを感じることも。なるべくゆっくり回すのがコツです。

3 ベロで歯ぐきの裏側を左下から右上へなぞる（上６秒、下６秒）。

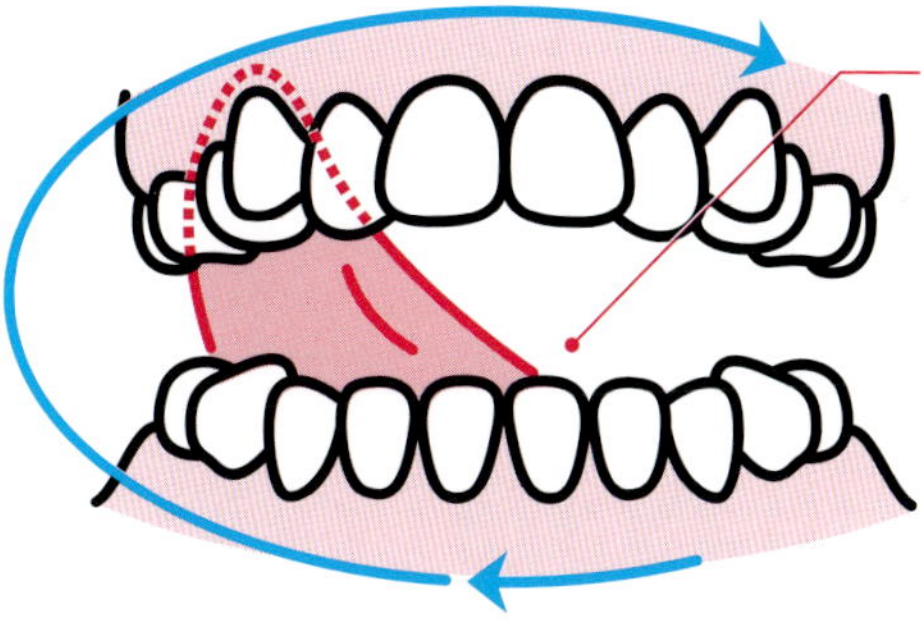

食べかすなどの汚れを掃除するイメージでベロを回しましょう。

4 折り返して、裏側の右上から左下へなぞる（下６秒、上６秒）。

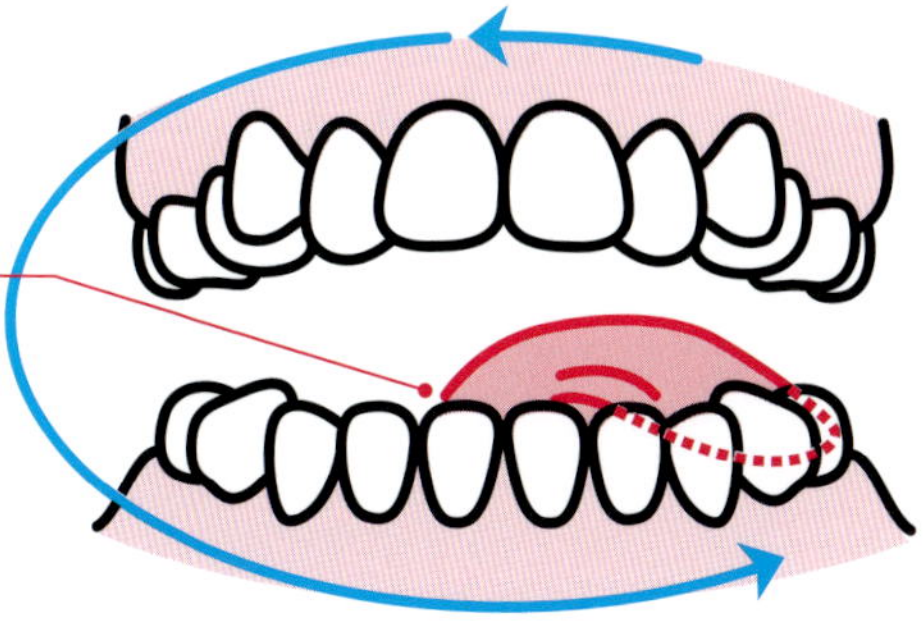

最初はベロが疲れたり、つっぱるように感じますが、徐々に慣れます。

5 上あごの一番奥の、右と左の歯にさわる（右３秒、左３秒）

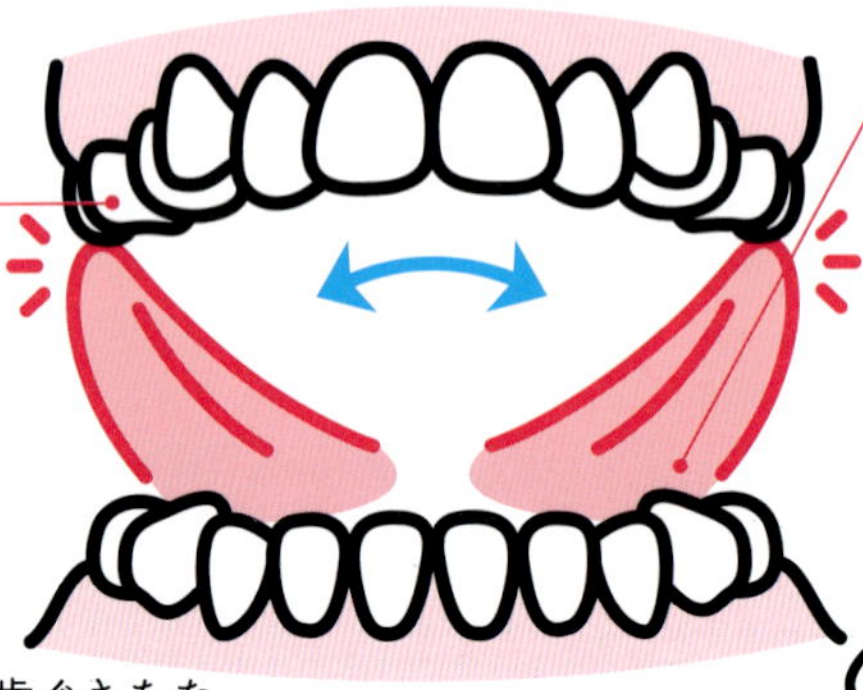

舌は思いっ切り伸ばしてください。そうすることで舌の筋肉が鍛えられます。

外側と内側の歯ぐきをなぞり終えたら、ベロを伸ばして一番奥の歯にタッチ。まずは上あごから。

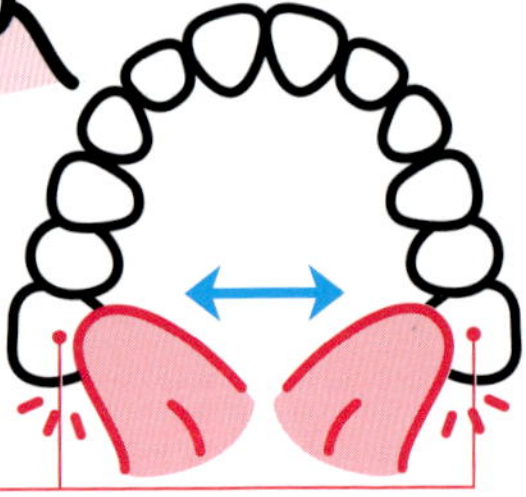

左右それぞれ、3秒ずつタッチしてください。

6 下あごの一番奥の右と左の歯にさわる（右３秒、左３秒）

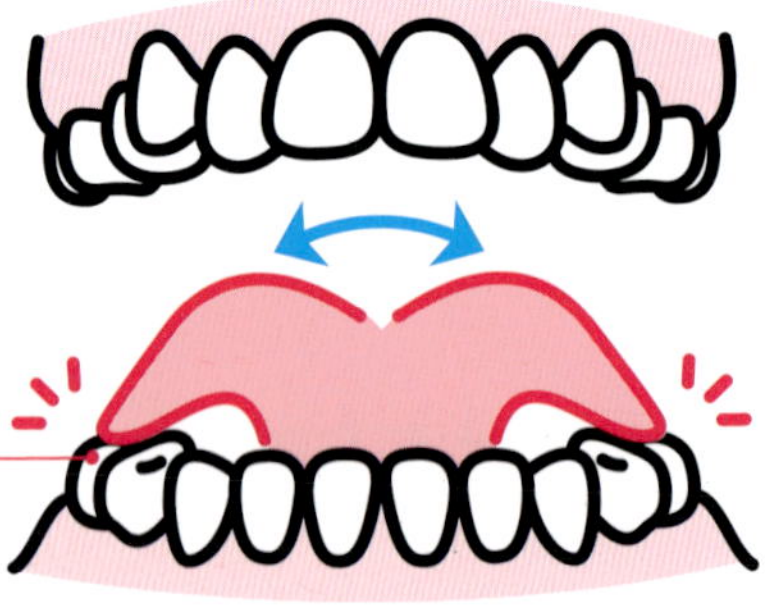

下あごの奥の歯も、同様に3秒ずつタッチ。

同じように下あごの奥歯にタッチ。この際、ベロの下のだ液腺が刺激されるのを実感できるでしょう。

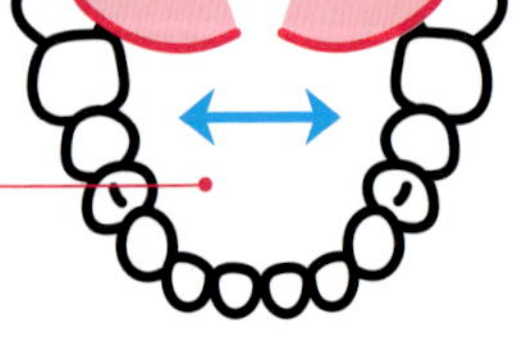

下あごの内側にだ液がたまっているはずです。そのだ液で軽く口をゆすぐと、より効果アップ。

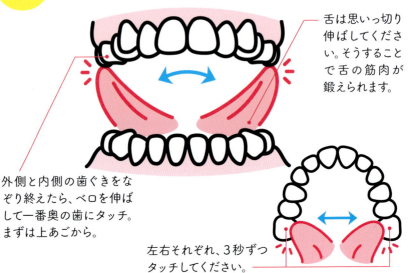

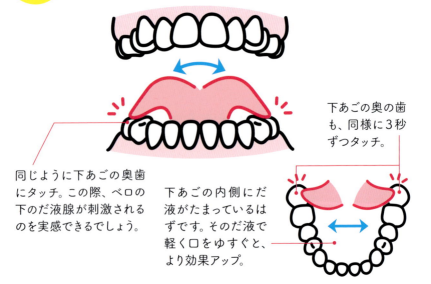

ちょっと楽しく「殺菌ベロ回し」

殺菌ベロ回しをする際に、秒数をカウントするのが少し面倒だったり正確な秒数かどうか自信のない方におすすめなのが、童謡「うさぎとかめ」を心のなかで歌いながらベロを回す方法です。ベロを早く回し過ぎず、そのうえちょっぴり楽しみながらできますよ。親子で一緒にやるのも、おススメです。

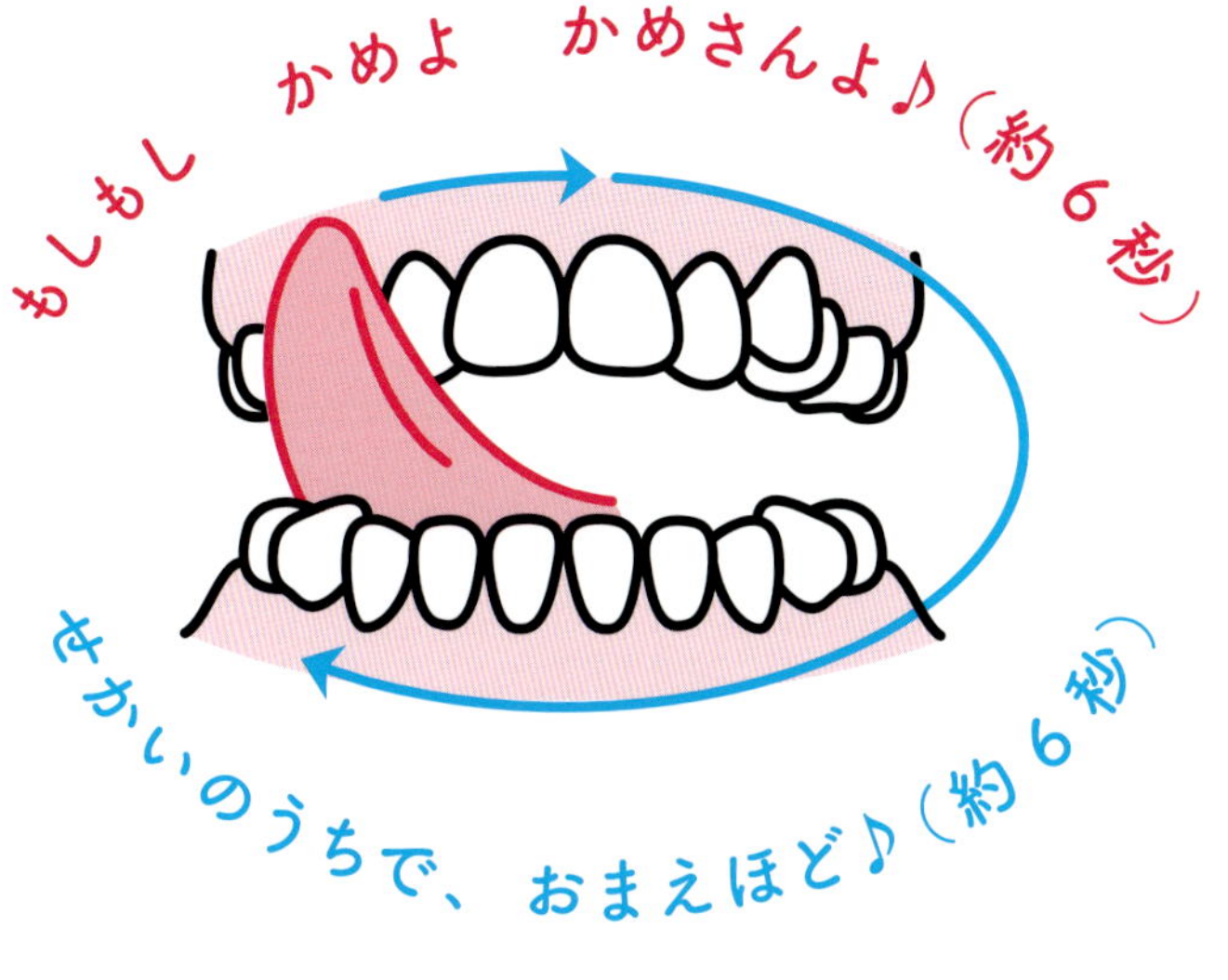
もしもし　かめよ　かめさんよ♪（約6秒）
せかいのうちで、おまえほど♪（約6秒）

続きの歌詞に合わせて、ベロ回しも進めていきましょう。

親子で一緒に楽しもう「ぺこぽこぽんベロ回し」

ベロ回しは、子どもからお年寄りまで誰でも一緒に楽しく取り組めます。リズムにのって、子どもと楽しくチャレンジしてみましょう。

ポイント

1 ベロはできるだけ長く伸ばす
2 最後の「ポンッ」はできるだけ大きな動作で！
3 秒数は気にせずリズムを大切に

1 上あごのスポット（59ページ参照）にベロの先をつけてからベロを口の上に思い切り伸ばす。**ペコ！**

右上にベロを伸ばします。軽くタッチしたら、今度は左上に。

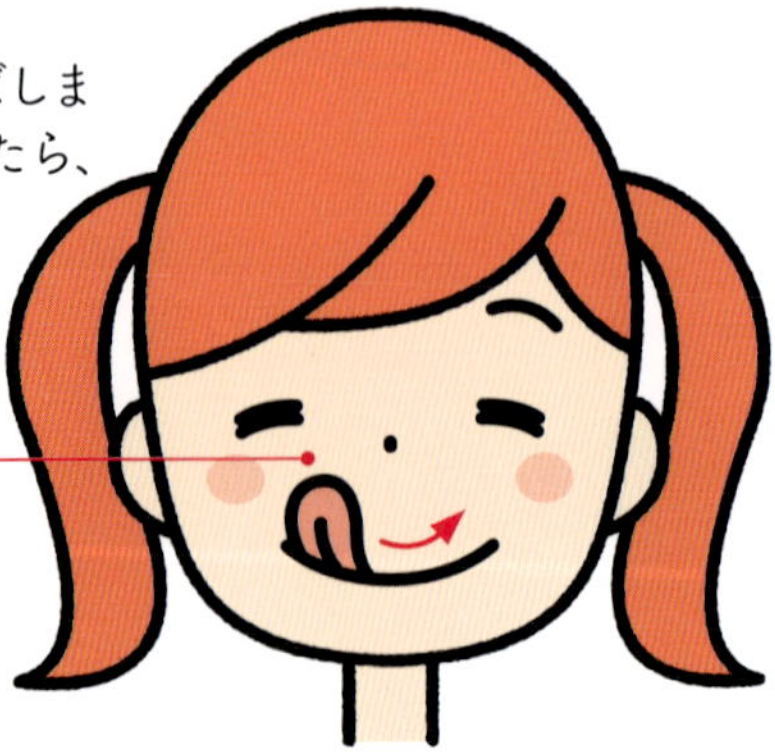

2 ベロを口の下に思い切り伸ばす。ポコ！

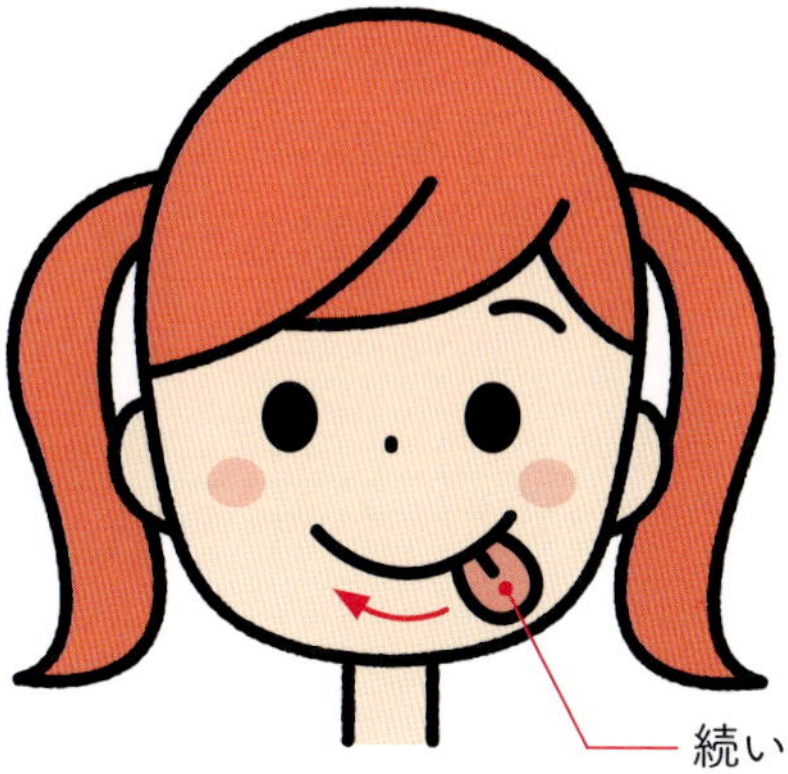

続いて左下、右下へと軽やかにタッチ。できるだけ大きくベロを伸ばすよう意識してください。

3 ベロと上あごでポンと音を鳴らす。ポン！

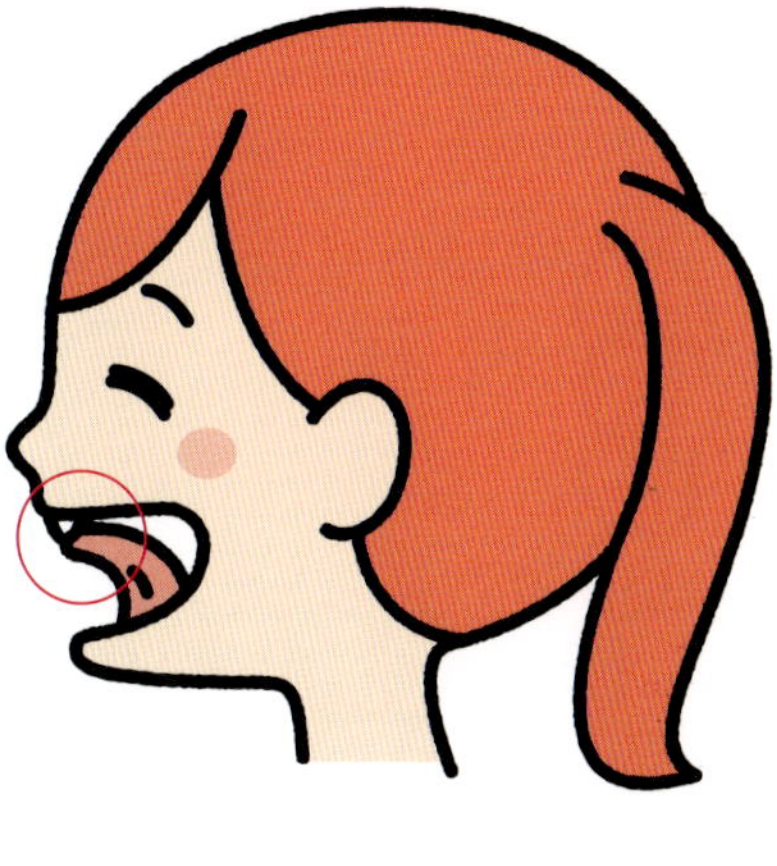

最後にベロを上あごに貼り付けて、「ポン！」と音を鳴らします。音が鳴らない人も大丈夫。音を鳴らす動作をしていただければ問題ありません。

舌が動きにくい人のための
初級編・簡単ベロ回し！

日頃あまり意識して動かすことのないベロは、知らずしらずのうちに鈍ってしまっているもの。そこで、思うようにベロが動かない人は、簡単な初級編からトライしてみましょう。

1 上あごの歯と歯が接する面をなぞるようにベロを回す（往復12秒）。

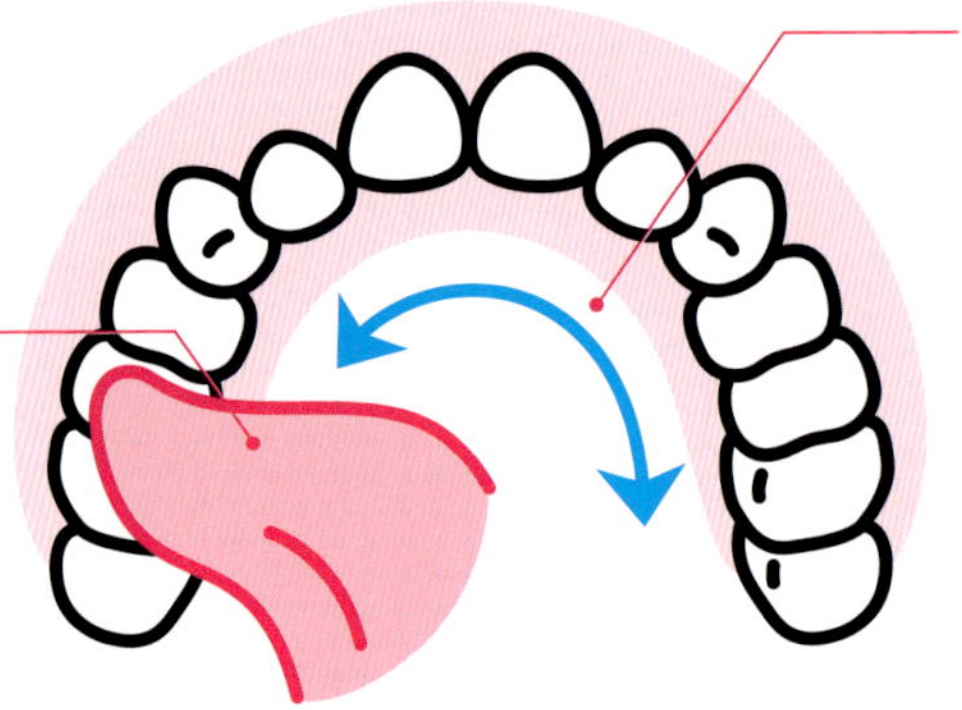

まずは歯と歯が接する面をなぞることから。
上の左の奥歯からゆっくりと右の奥歯まで。折り返して、今度は反対回りで6秒かけて、元の位置に戻ります。

2 下の歯も同様に、左から右へ（往復12秒）。

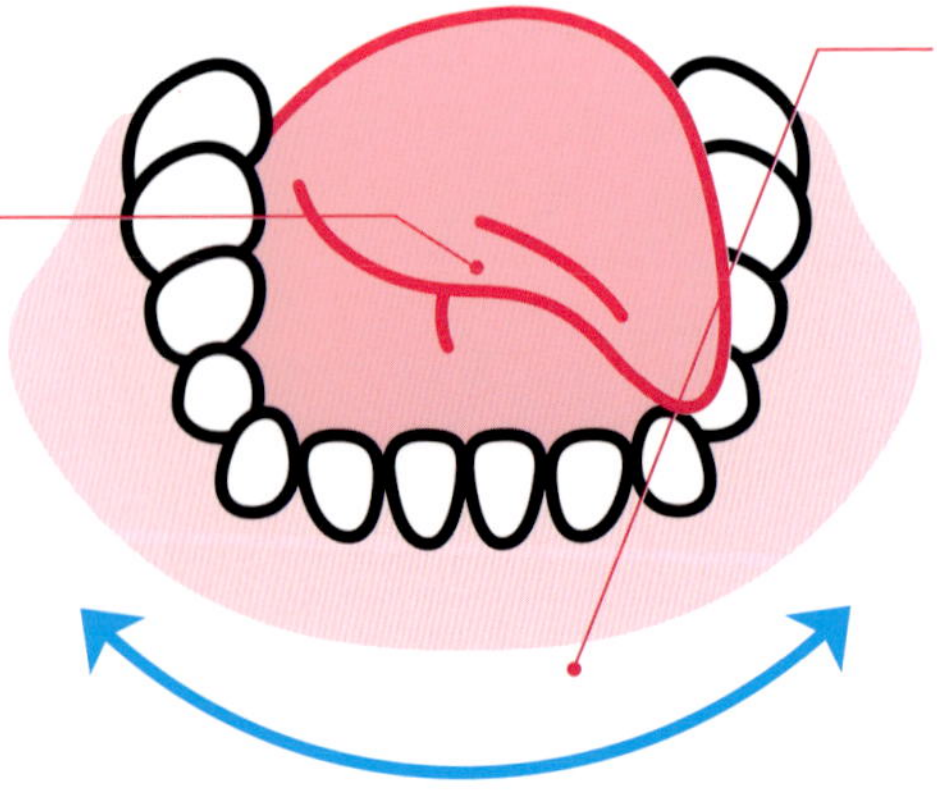

続いて下の歯も同様に、左の奥歯からゆっくりと右の奥歯へ。
折り返して、元の位置に戻ります。

もっとだ液を出したい！
「3大だ液腺マッサージ」

だ液は口のなかにある「だ液腺」と呼ばれる器官から分泌されています。マッサージでこれを刺激することで、たっぷりとだ液を出すことができます。

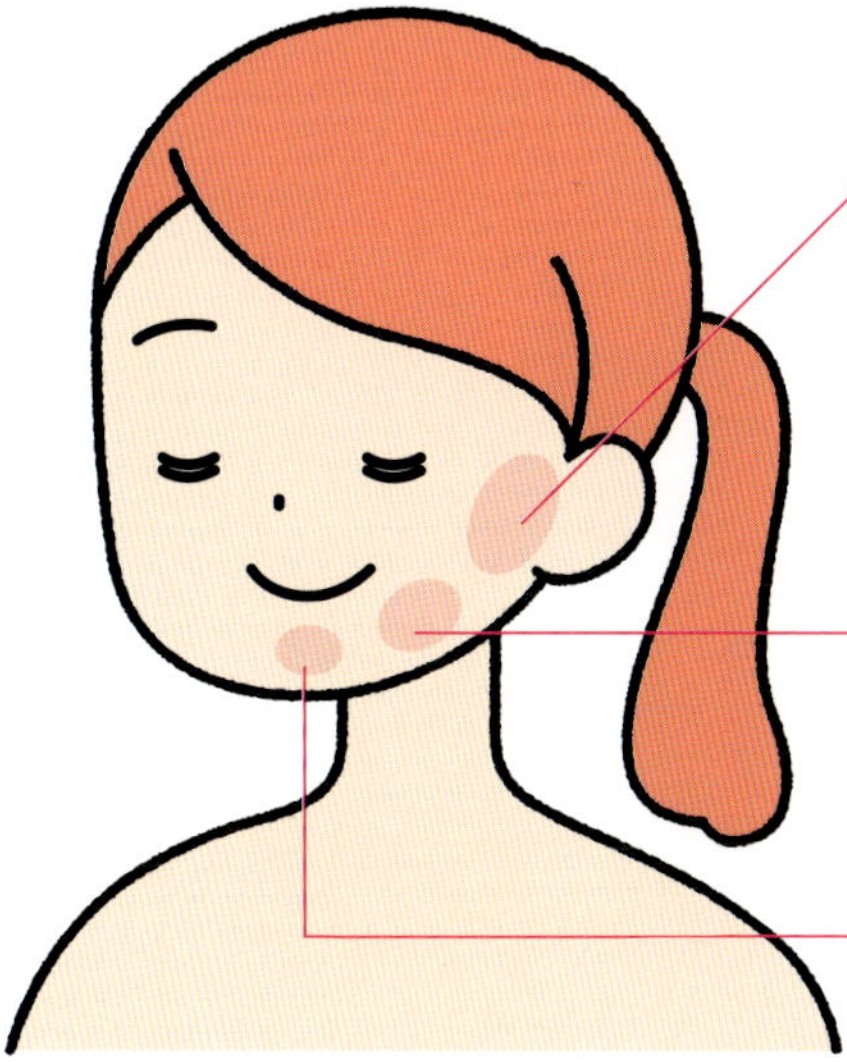

だ液腺により、分泌されるだ液の種類は異なります。耳下腺からはサラサラとしただ液が出ます。

舌下腺からはネバネバしただ液が分泌されます。

顎下腺からはサラサラとネバネバ、両方のだ液が分泌されます。

3大だ液腺とは？

口のなかには無数のだ液腺が存在しています。とりわけ大きいのは、耳の下あたりに位置する「耳下腺」、舌の根元にある「舌下腺」、そしてあごの付け根にある「顎下腺」の3大だ液腺です。これらをマッサージで刺激することで、大量のだ液が分泌されます。これらはそれぞれ、異なる種類のだ液を分泌しています。

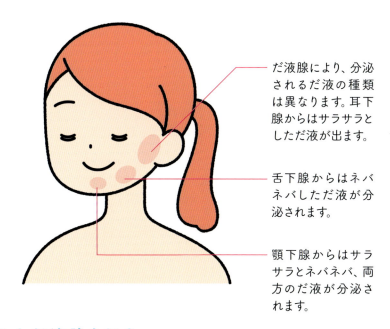

1 耳下腺マッサージ

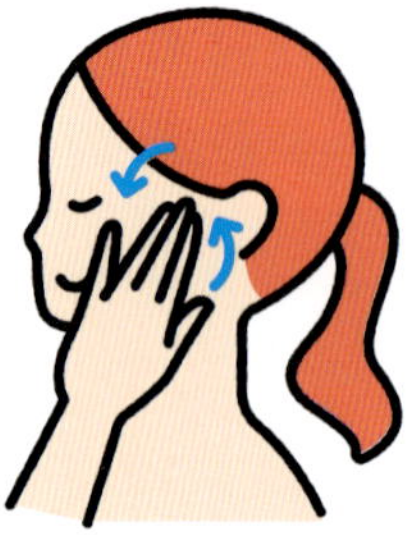

耳の下、あごの付け根の部分を指で軽く押します。刺激により、奥歯のほうからじわりとだ液が分泌されるのが実感できるでしょう。

2 舌下腺マッサージ

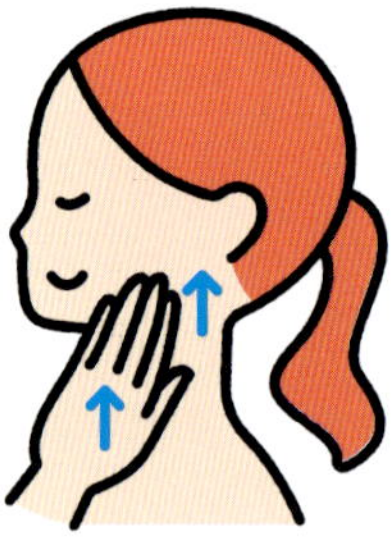

ベロの下、付け根のあたりにあるのが舌下腺。頬と耳たぶの間に、人差し指から小指までの4本を当て、円をえがくようにマッサージ。

3 顎下腺マッサージ

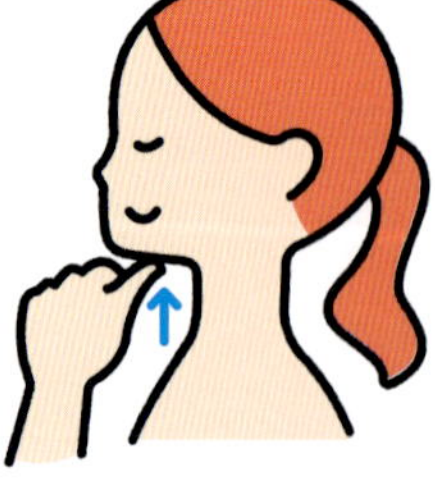

顎下腺は、指であごの下を押すことで刺激できます。自分であごをつまむようにしてもみほぐしましょう。

さらに簡単！
「エアうがい」で口のトレーニング！

ベロを動かすことに慣れるまでは、思うようにだ液が出ないこともあるでしょう。そこでさらに簡単にだ液腺をマッサージできるのが「エアうがい」です。

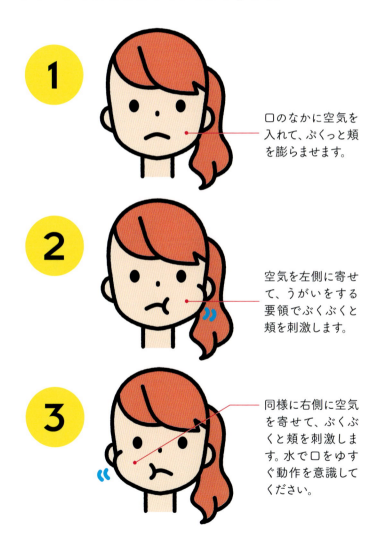

1

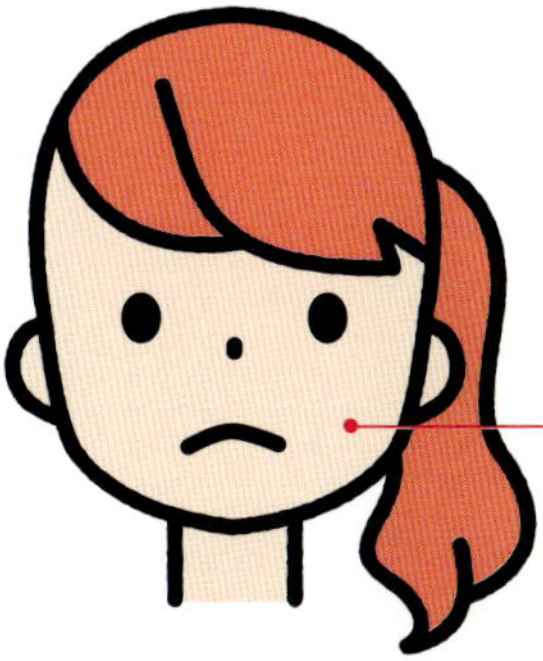

口のなかに空気を入れて、ぷくっと頬を膨らませます。

2

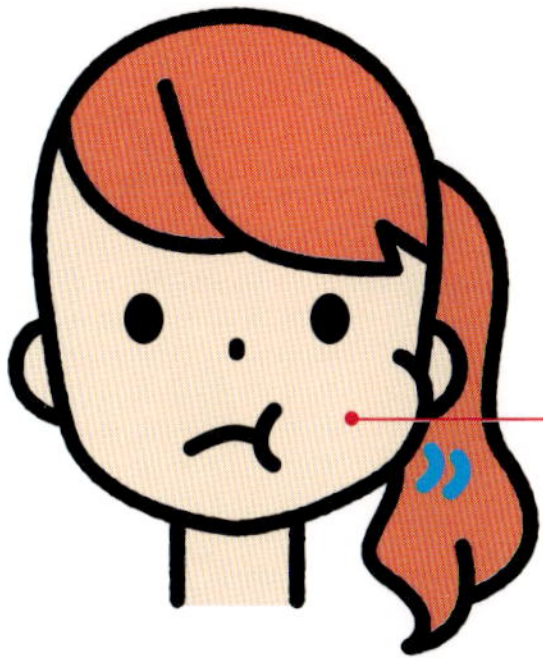

空気を左側に寄せて、うがいをする要領でぶくぶくと頬を刺激します。

3

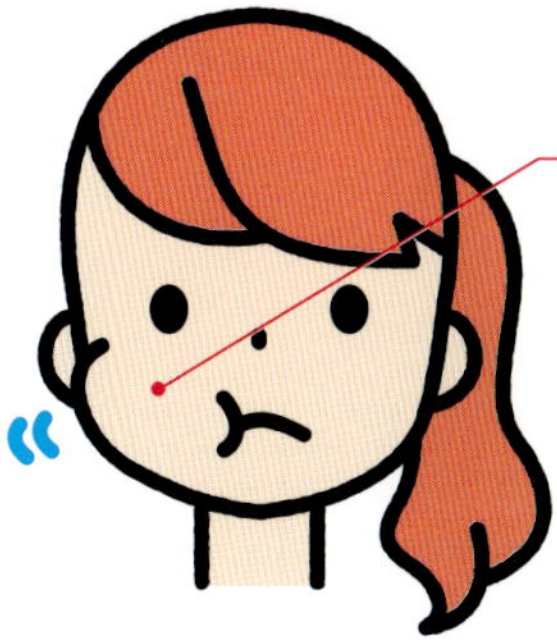

同様に右側に空気を寄せて、ぶくぶくと頬を刺激します。水で口をゆすぐ動作を意識してください。

いつまでも若々しくいるために……
「アンチエイジング・ベロ体操」

ベロ回しはだ液を出すだけでなく、口のまわりの筋肉を鍛え、引き締める効果があります。つまり輪郭を引き上げ、張りのある顔を保つアンチエイジング効果が期待できるのです。

口角アップ体操

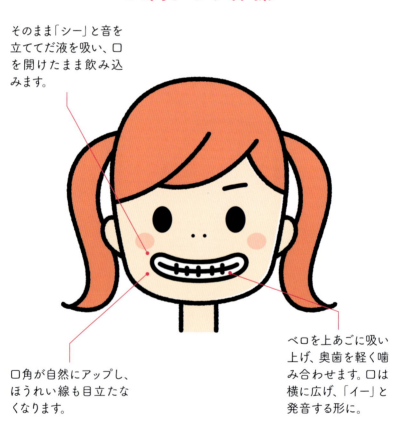

そのまま「シー」と音を立ててだ液を吸い、口を開けたまま飲み込みます。
口角が自然にアップし、ほうれい線も目立たなくなります。
ベロを上あごに吸い上げ、奥歯を軽く噛み合わせます。口は横に広げ、「イー」と発音する形に。

ベロの吸い上げ体操

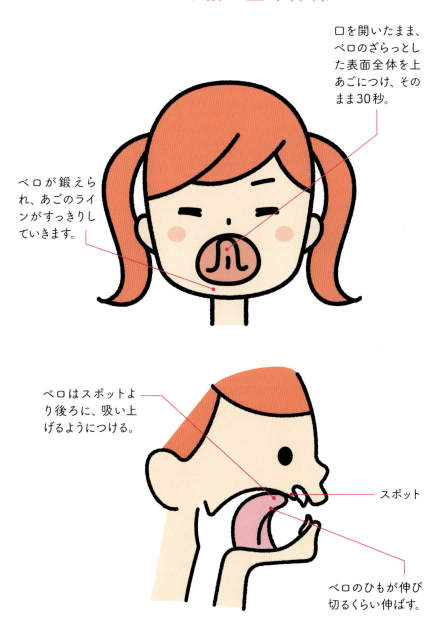

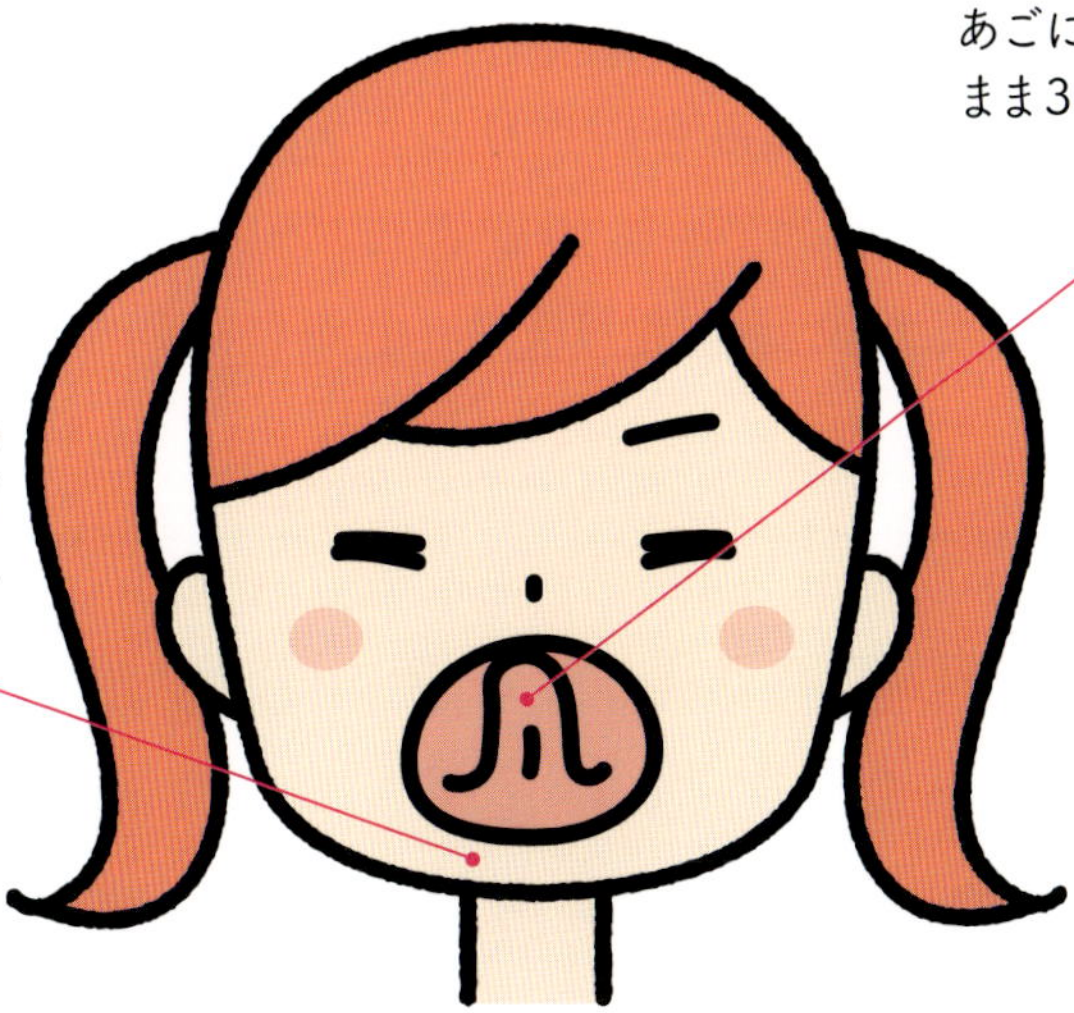
口を開いたまま、
ベロのざらっとし
た表面全体を上
あごにつけ、その
まま30秒。
ベロが鍛えら
れ、あごのライ
ンがすっきりし
ていきます。

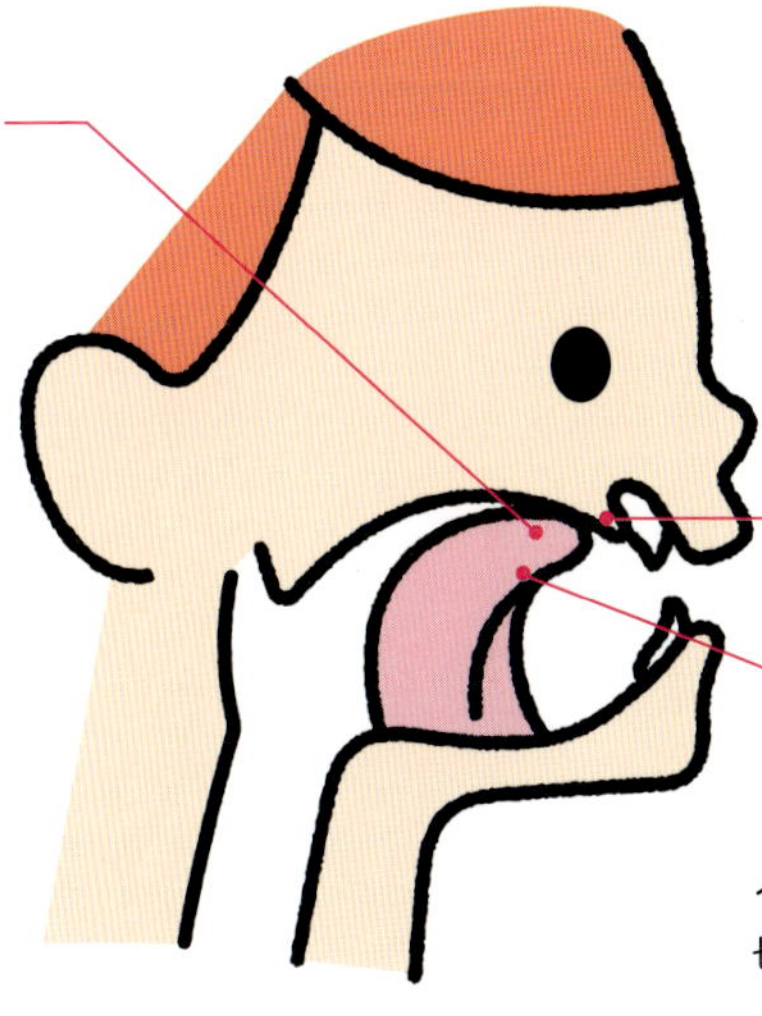
ベロはスポットよ
り後ろに、吸い上
げるようにつける。
スポット
ベロのひもが伸び
切るくらい伸ばす。

舌の位置をリセットする
「あいうべ」体操

リラックスした状態で舌が上あごに触れずにいると、口が開いて口のなかが乾燥し、雑菌が侵入します。それを防ぐのが、福岡市「みらいクリニック」の今井一彰先生が考案した、「あいうべ」体操です。口呼吸が鼻呼吸に変わり、口の環境が良好になります。小顔にも効果的。

ポイント

- それぞれの動きを3～5秒かけてゆっくりと行います。
- 1日に30回を目安に繰り返すと効果的。朝、昼、晩にそれぞれ10回ずつなど。

1

口を大きく開いて
「あー」

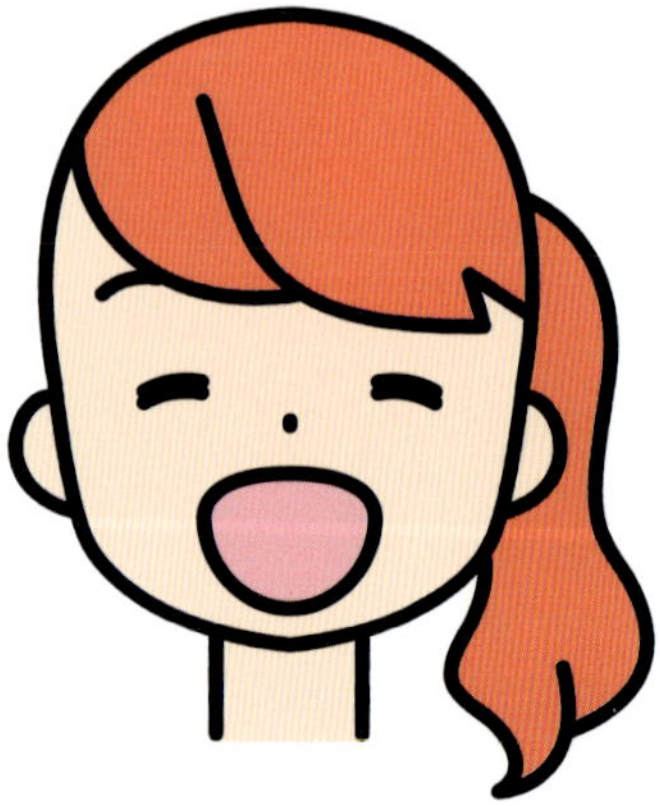

2

しっかりと唇を引いて
「いー」

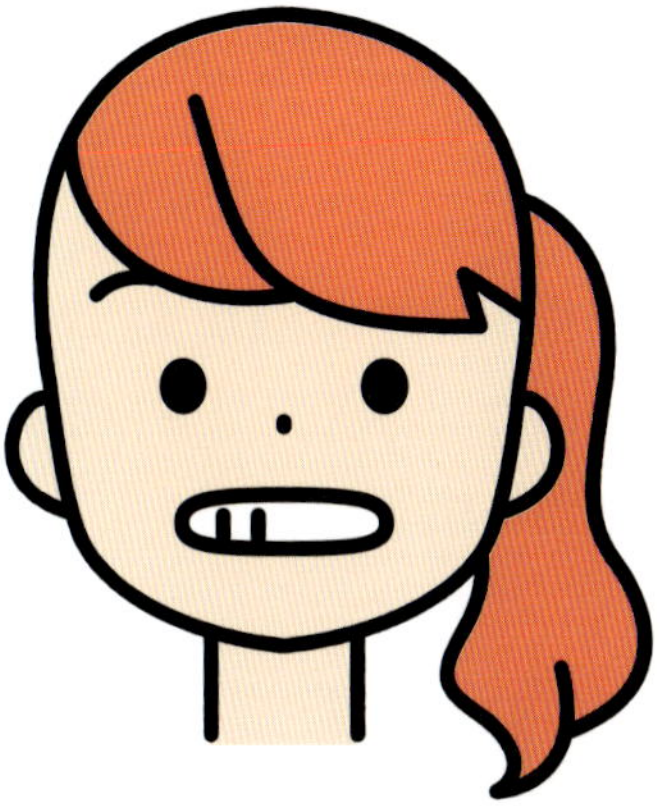

3

タコのように
唇を突き出して「うー」

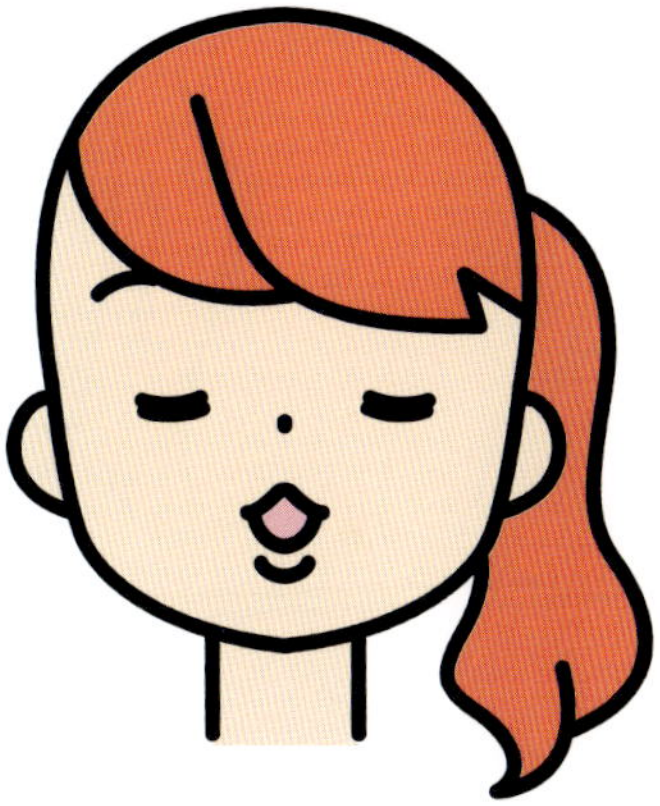

4

前方へ
力いっぱい「べー」

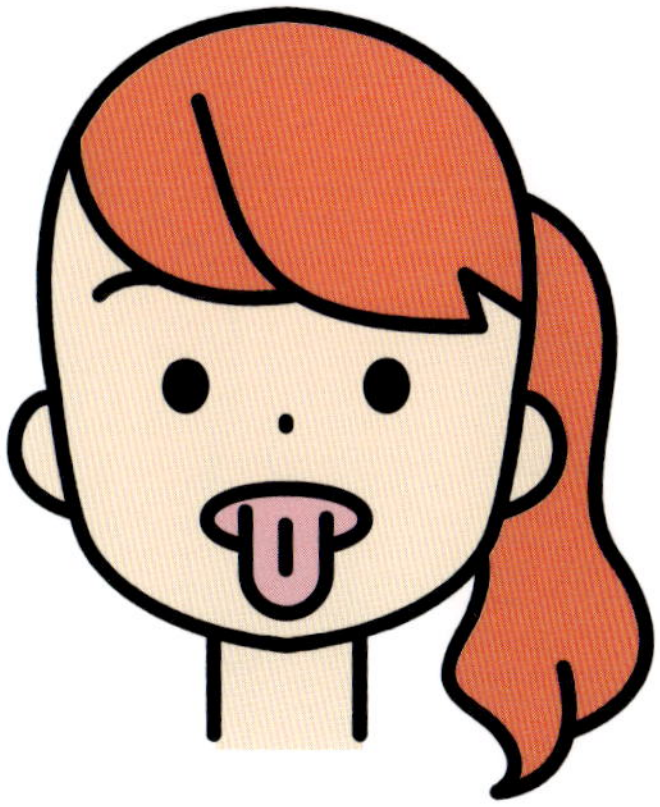

楽しく笑ってベロ回しのウォーミングアップ！

「変顔チューベー体操」

表情を大きく動かすことは、顔とベロの筋肉をほぐし、ベロ回しのウォーミングアップに最適です。そこで「変顔」で楽しくベロを動かしましょう。ぜひ、親子で楽しんでください。

1 唇を思い切りにゅっと突き出す

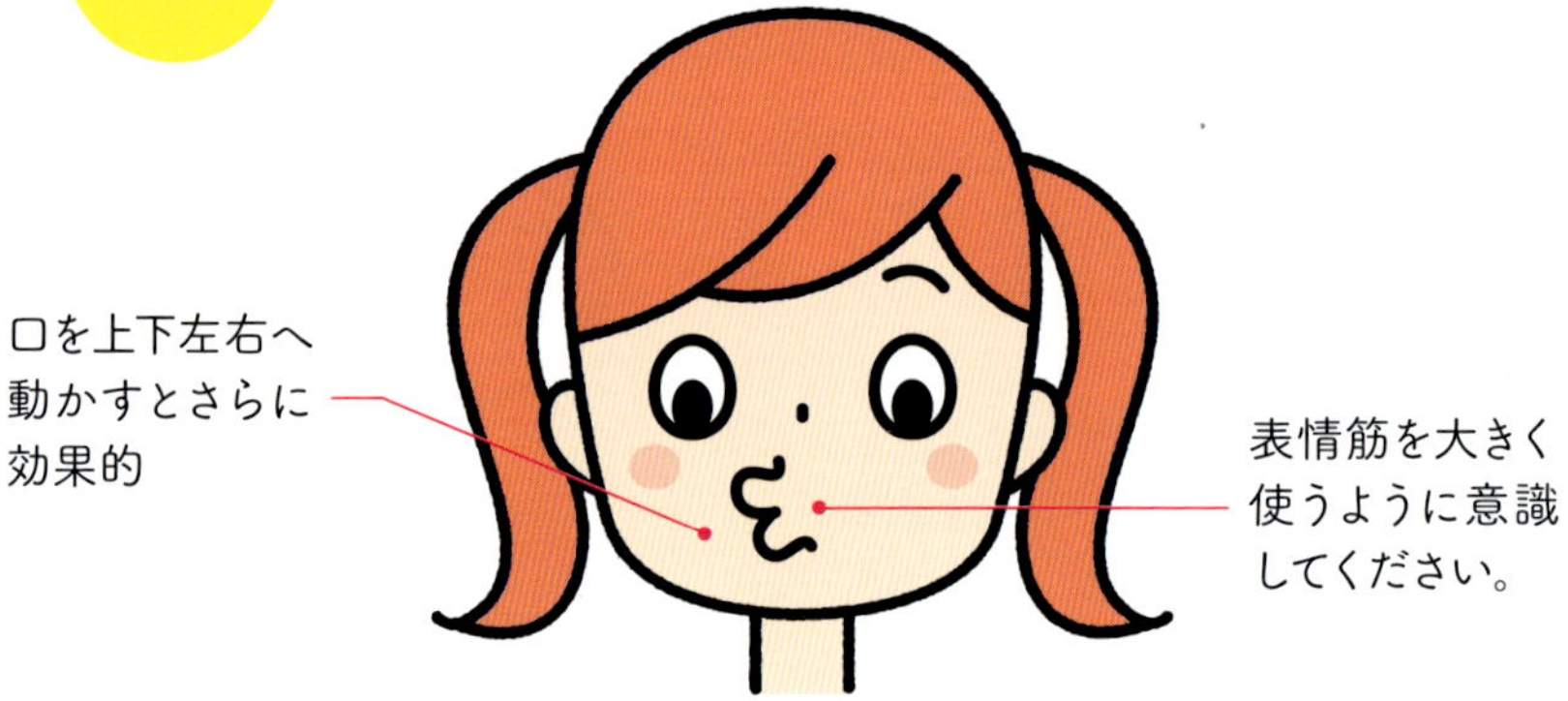
口を上下左右へ動かすとさらに効果的
表情筋を大きく使うように意識してください。

2 「あかんべー」のように大きくベロを伸ばす

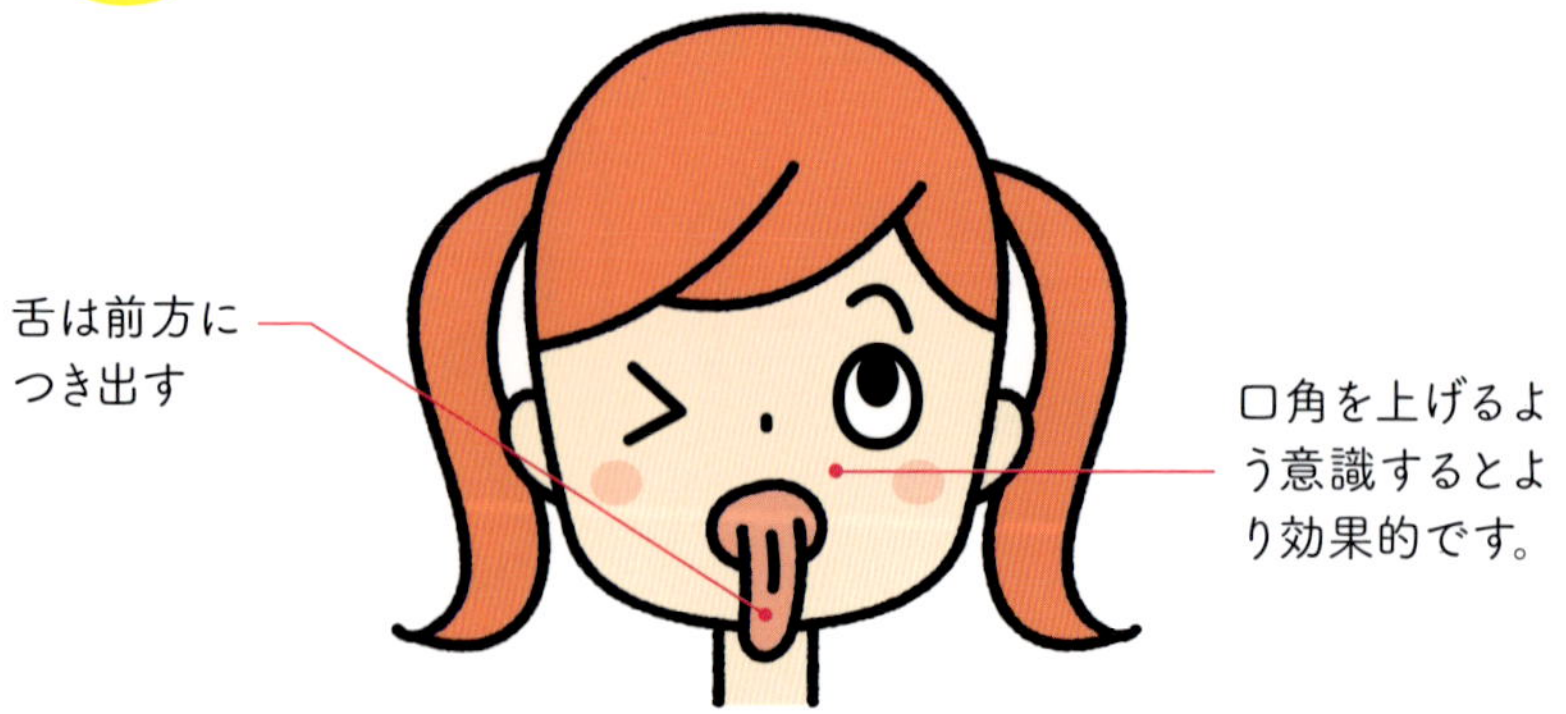
舌は前方につき出す
口角を上げるよう意識するとより効果的です。

第3章

「美口」になれば、いつまでも健康でいられる

ばい菌は歯ぐきから体内に侵入する！

口のなかをきれいに整えることは、美容やエチケットのためだけではなく、老後にリスクが高まるさまざまな病気の予防にもつながっています。

なぜなら、口は消化器や呼吸器への入口であり、歯ぐきは人体のなかで、唯一血管が露出している部位だからです。

歯ぐきが赤いのは表面に毛細血管が露出しているためで、多くの場合、ここから雑菌や病原菌が体内に侵入することになります。つまり、口内環境を汚いまま放置しておくことは、危険な病気と常に隣り合わせであるのに等しいわけです。

そのため近年では、歯科医師が医師と連携しながら全身の健康にアプローチするケースが増えてきました。

歯磨きが十分でなく、食べかすや汚れが残ったまま生活していると、口のなかにばい菌が繁殖し、むし歯や口臭、歯周病などさまざまな症状の原因になります。これが「汚口」です。

これに対し、口のなかを衛生的に保ち、むし歯や歯周病、口臭と無縁の状態を保った口が「美口」です。

そもそも**口は、生物が活動を維持するために欠かせない、栄養摂取のための最初の玄関。**

何らかの理由によって咀嚼《そしゃく》の機能に異常をきたすと、人は食べ物をよく噛んで飲み込むことができなくなり、かたまりのまま嚥下《えんげ》して胃腸にダメージをあたえたり、便秘や下痢を起こすことにもつながります。

また、消化酵素を含むだ液が十分に分泌されていなければ、やはり消化機能に異常が起こり、体調の不具合を招きます。

さらには、「汚口」が悪化して歯肉炎を起こし、さらに歯周病菌が歯ぐきのなかで繁殖すると、歯周炎が起きるだけでなく、血管を通じて菌があっという間に全身をめぐり、重い疾患につながる可能性があります。

それでは次に、認知症や糖尿病、誤嚥《ごえん》性肺炎など、「汚口」がもたらすさまざまな病気について、順に見ていくことにしましょう。

だ液不足がもたらす「歯周病」の恐怖

第1章でも解説しているように、だ液は「美口」を保つための大きなカギを握っています。

天然の殺菌作用を持ち、**善玉菌を残して悪玉菌だけをやっつける働きを持つだ液は、口内環境を守るために不可欠**なものです。

ところが、ベロが十分に使えていないなどの理由により、だ液の分泌量が不足すると、口内環境は徐々に乱れていき、トラブルの原因となります。

現在、日本人のおよそ8割を悩ませている歯周病もそのひとつ。歯周病は歯を失うリスクだけでなく、さまざまな病気のもとになることをご存知でしょうか？

そもそも**歯周病とは何かというと、これは細菌の感染によって起きる炎症性疾患**です。

口のなかにはもともと５００～７００種類の細菌が常在しており、歯磨きが十分ではなかったり、糖分を過剰に摂取したりすることで発生するプラーク（歯垢《しこう》）には、１ミリグラム中に10億もの細菌が含まれています。

このプラークが歯と歯ぐきの境目にある「**歯周ポケット**」に入り込むと、そこに多くの細菌が停滞し、歯肉が炎症を起こす原因になります。これが歯周病の始まりです。

初期の歯周病になったとしても、歯科医院へ定期的に通ってケアすれば問題ないのですが、もしもそのまま放置してしまい、症状が進行すると、歯周ポケットはどんどん深く広くなってしまいます。

そして「歯槽骨《しそうこつ》」と呼ばれる歯を支える土台の部分が溶け始め、歯がぐらぐらと不安定な状態に陥ります。さらに症状が悪化すると、歯が抜け落ちてしまうことにもなりかねません。

厚生労働省の調査によれば、「歯肉炎及び歯周疾患」の総患者数は331万5000人で、そのうち男性が137万3000人、女性が194万2000人と、女性のほうが罹患率《りかん》が高いことがわかっています（平成26年度調査）。

また、年代別の有病率では、20歳代で約7割、30〜50歳代は約8割、そして60歳代は約9割と、年齢を重ねるごとにそのリスクは増していることがわかります。**日頃から歯周病予防に努めることの大切さが、よくわかるデータ**と言えるでしょう。

なお、日本臨床歯周病学会によれば、歯周病を進行させる原因には次のような行為があります。

1　歯ぎしり、くいしばり、かみしめ
2　不適合な冠や義歯
3　不規則な食習慣

「歯周ポケット」の深さが 5mm に達すると、炎症のできる範囲が手のひらの面積とだいたい同じになります。

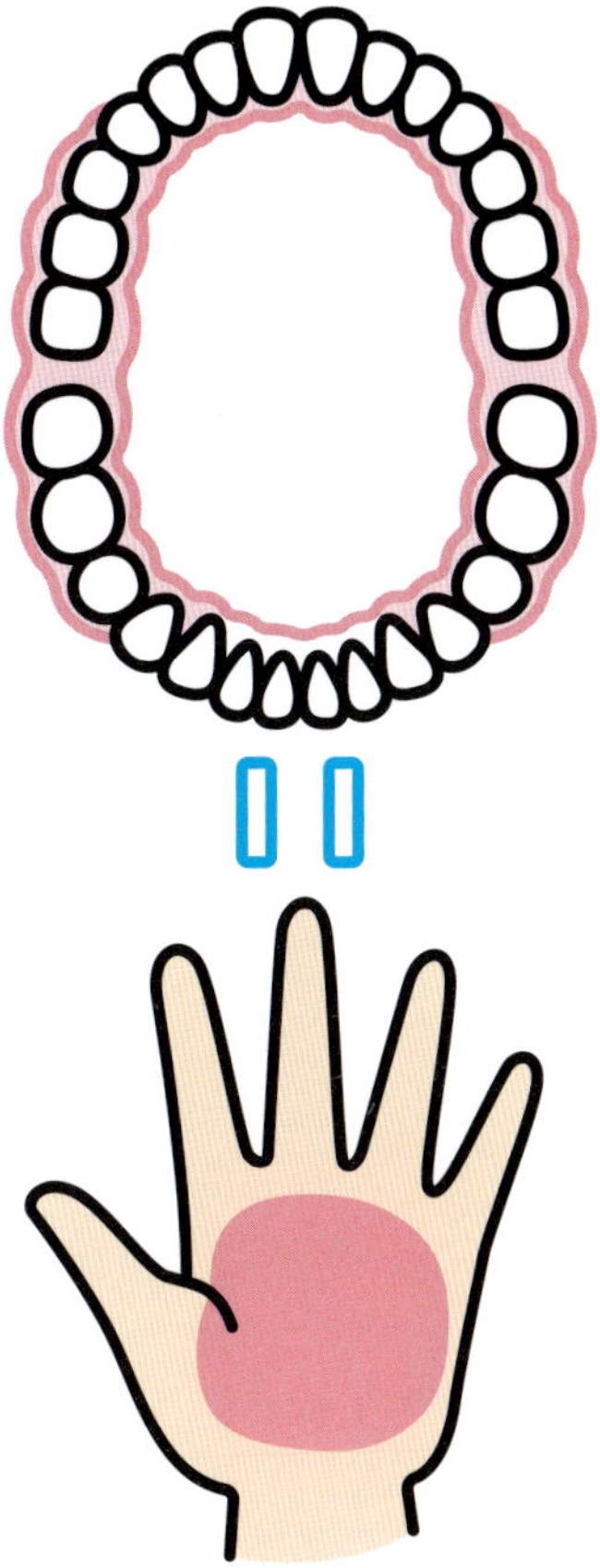

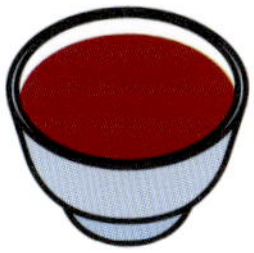

「歯周ポケット」全体が炎症を起こすと、歯周病菌だらけの血を毎日おちょこ一杯ぶん飲んでいるのと同じことに！

4　喫煙
5　ストレス
6　全身疾患（糖尿病、骨粗しょう症、ホルモン異常）
7　薬の長期服用

歯周病の何よりおそろしいところは、自覚症状が少なく、症状が静かに進行していく点です。

とくに初期の歯肉炎の段階では、痛みもほとんどないため、気づいたときには重度の症状に進行しているケースが多々見られます。歯周病が時に、メタボリックシンドロームやペリオドンタルシンドロームのような「サイレント・ディジーズ（静かな病気）」と呼ばれるのはそのためです。

まずは、**日々のケアを怠らず、ベロ回し体操で口内環境を整え、万病のもとである歯周病やむし歯の予防に努めましょう**。

「美口」は認知症予防につながる！

近年、歯周病に端を発するさまざまな病気に注目が集まっています。たとえば認知症もそのひとつです。

認知症の専門医で、数々の著書を持つ長谷川嘉哉《よしや》先生は、歯並びの悪さ、噛み合わせの悪さが認知症リスクを高める確かな研究結果が存在すると明言しています。

歯周病と認知症は、一見するとあまり関係がなさそうに思えますが、長谷川先生が注目しているのは、１９９２年から２０１８年まで大阪市の松本診療所（ものわすれクリニック）を受診した患者の認知症の度合いを、それぞれ２年間追った研究データです。

この研究によれば、噛み合う歯が上下で11本以上残っている高齢者（義歯やインプラントを含む）は認知症の進行が軽度に留まったのに対し、歯が10本以下の患者の進行は重度であることが判明。**歯を残すことが認知症予防につながる**という事実が、あらためて浮き彫りになりました。

人は一度噛むと脳に約3・5ミリリットルの血流が送られると言われています。つまり、歯を失ったり、咀嚼する力が衰えたりすると、脳への血流が減少してしまうことになります。

実際にマウス実験では、歯周病によってものを噛めなくなったり、流動食主体の生活を送ると、認知症の発症リスクが高まることがわかっています。

ちなみにこの実験では、咀嚼によって起こる刺激は神経活動やシナプス形成に寄与しているため、咀嚼の回数が減ると神経細胞が減少し、記憶力や学習能力の低下につながることが判明しました。

では、なぜ噛み合わせが認知症と相関関係を持つのでしょうか？

これは大まかにいうと「歯周病菌による作用」と「咀嚼機能の低下」という2つの要因から、口の機能の低下が認知症リスクを高めることがわかっています。

発端は、海外で行われた研究で、アルツハイマー型認知症の患者に共通して、歯周病の原因菌である「Pg菌」が脳から発見されたことでした。

認知症患者10人のうち、４人の脳からPg菌が見つかったのに対し、同年齢の認知症ではない10人の脳からは、Pg菌は一切検出されなかったというのです。

これにより、認知症と歯周病の関連が指摘されるようになりました。

まだまだ研究途上の分野ではありますが、**歯周病を予防することには、認知症予防の効果が大いに期待できる**わけです。

よく「噛む」ことで糖尿病が予防できる！

さらに、**歯周病を予防管理することは血糖値を下げ、糖尿病リスクの抑制にもつながります。**

「にしだわたる糖尿病内科」の西田亙先生は、糖尿病と歯周病の関係について次のように語ります。

「糖尿病にとって大敵なのは、血糖値の上昇です。近年、糖尿病患者が増加しているのは、食生活の変化が大きく関係しています。具体的には、よく噛まずに流し込めてしまうやわらかい食べ物の増加が、血糖値の上昇に通じているのです」

たとえばフルーツやアイスクリームなどはもちろん、蕎麦《そば》やうどん、カレーライスや牛丼ですら、流し込むように食べてしまう人は多いでしょう。

「柔らかい食べ物は、十分に咀嚼されることなくそのまま胃袋に入ってしまうので、血糖値を急激に上昇させます。逆にいえば、**よく噛んで食べさえすれば、血糖値の急上昇は抑えられる**ことになります」

そもそも、よく噛まずに流し込めるような食事では、十分なだ液は出ません。すると、だ液に含まれているアミラーゼをしっかり働かせることができず、正しい消化吸収が行われないことになります。

「消化はすでに口から始まっているということを意識すべきでしょう。噛む機能をちゃんと整えることは、たっぷりとだ液を使って食べ物を咀嚼し、できるだけ血糖値を上げずに栄養を摂取することにつながるのです」

つまり、**殺菌ベロ回し体操でよく噛めてだ液がたっぷり出る口をつくることは、生活習慣病の予防に大きな効果を発揮する**のです。

気になる肥満もメタボも口から撃退！

糖尿病や肥満は、現代人を深刻に悩ませている生活習慣病のひとつ。肥満もまた、口内環境と深い関わりを持つことがわかっています。

「汚口」のまま放置し、やがて歯周病になる細菌によって歯肉が炎症を起こすと、そこから血や膿《うみ》が排出されます。

これに含まれている化学物質には、血管を通じて全身をめぐる際、血糖値を下げるインスリンの働きを効きにくくする作用があります。これが高血糖を招き、肥満の進行を促すのです。

その意味で、**歯周病を患っている人は、それだけ肥満やメタボリックシンドロームのリスクが高まる**と言っていいでしょう。

また、高血糖は肥満だけでなく、高血圧や高血中脂質などにもつながります。その相関関係は明確で、逆に歯周病の治療をすると高血糖が改善されるという研究データも複数存在しています。

歯科クリニックで歯肉の炎症の原因となるプラークを定期的に除去し、毎日の歯磨きを徹底することで、糖尿病患者の一定数に血糖値の低下が確認された例もあります。

無理なダイエットに励む前に、まずは「美口」づくりに取り組んでみてはいかがでしょうか。思いがけない効果が見込めるかもしれません。

歯周病が招く高血糖で、脳梗塞や心筋梗塞のリスクが高まる

私たちはパンや白米などの炭水化物を摂取することで、体の活動に必要な糖質を摂取しています。

摂取した炭水化物は体内でブドウ糖に変わり、これが血液によって体中に運ばれ、細胞内で燃料として活用されることになります。

この際、血糖値はいったん大きく上昇しますが、膵臓《すいぞう》から分泌されたインスリンの働きによって、血液中のブドウ糖は細胞に取り込まれたり、あるいは脂肪や筋肉に蓄えたりして、血糖値は抑制されています。

ところが、**歯周病によってインスリンの働きが悪くなると、高血糖状態が続き、全身の血管がダメージを受け、最悪の場合はさまざまな合併症を引き起こす**ことになりかねません。

高血糖の状態が続くと、血管の壁がダメージを受けて硬く変質し、詰まってしまうことがあります。これが動脈硬化です。

さらに**動脈硬化の症状が進行すると、狭心症や心筋梗塞、脳梗塞など、生命の危険に直結するさまざまな病気の原因になります**。

歯周病は歯ぐきだけにかかわる病気ではありません。歯ぐきという血管に直接通じる部位から始まる症状だけに、その影響は全身に及んでいるのです。

歯周病の原因菌は空気を嫌う性質があるため、歯周ポケットと呼ばれる歯と歯ぐきの隙間で繁殖することが多いですが、実際には口内の至るところに生息しています。

たとえば加齢によって頬やベロの筋肉が衰えていくと、下あごの内側や奥歯の付近、頬の裏などに食べかすが残りがち。そのような食べかすは、ベロでかき出してやる必要があります。

そのためにはできるだけベロを長く、全方位的に使えるようにならなければなりません。食べるときの舌と頬は、いわば餅つきの杵と臼の関係のようなものです。

ベロ回し体操には、そうしたベロの機能を取り戻す目的もあるのです。

ベロを鍛えれば誤嚥性肺炎を防げる

食事中、うっかり食べかすなどが気管に入ってしまい、激しくむせることがあります。これは気管から異物を排出するための反射機能で、いわば体の安全装置のようなもの。

ところが、この反射機能が鈍ってしまうと、こうした誤嚥によって気管に入ってしまったものを適切に排出できず、肺炎を起こしてしまうことがあります。これを「誤嚥性肺炎」と呼び、ときには死を招く危険な病気です。

高齢になるにつれ、こうした反射機能が衰えていくのはやむを得ないことです。しかし、高齢者の誤嚥による事故がたびたび報じられていることから、これが誰しも無縁ではないトラブルであることは理解しておく必要があるでしょう。

ここで重要なのは、**誤嚥性肺炎を引き起こす病原菌が、歯周病菌と大部分で一致している**という事実です。

つまり誤嚥性肺炎とは、口のなかに棲む歯周病菌が、誤嚥によって肺に流れていくことで起こっていると言えるわけです。

歯周ポケットのなかに蓄積されたプラークは、歯周病の発症によって空気がないところでさらに大量に増殖します。歯周病を患っている人が誤嚥を起こすと、それが大量に肺へ向かうことになり、肺炎を発症するリスクはそれだけ高くなります。

統計的に見ても、肺炎は65歳くらいから急速に増え始め、90歳以上の男性の死亡原因の1位を占める病気です。

しかしこれも、日頃からの歯周病ケアによって防げるリスクなのです。

その証拠として、2011年に東日本大震災が発生した際には、次のような象徴的な事例がありました。

震災の直後、被災地となった気仙沼市の老人ホームで、多数の肺炎患者が発生しました。市内全域で実に255人が入院し、そのうち52人が死亡するという深刻な事態です。

ところが、同市内にある「恵潮苑」という老人ホームでは、似たような環境にありながら震災後の肺炎発症はゼロだったのです。

両施設の違いは何か？

実は後者の「恵潮苑」では、震災の5年前から専属の歯科医師チームによる口腔ケアを行っていたのです。

転ばぬ先の杖という言葉がありますが、**口のなかをきれいに保っておくことは、期せずして命を救ってくれることにもつながる**のです。

歯周病治療で骨粗しょう症が改善することも

ここまで、だ液不足による歯周病のリスクについてさまざまな病気を取り上げてきましたが、近年の研究によれば、骨の強度が低下してもろくなり、骨折しやすくなってしまう**骨粗しょう症もまた、歯周病と深いかかわりがある**ことがわかってきました。

骨粗しょう症は、とりわけ高齢女性に多い症例とされる病気です。

現在、国内でおよそ1000万人もの人が罹患していると言われていますが、その多くは**自覚症状がなく、知らないうちに症状が進行している**ケースが多々見られます。

もし、骨粗しょう症に気づかずうっかり転倒し、大腿骨《だいたいこつ》骨折などの重症を負った場合、高齢者の場合はそのまま寝たきりや車椅子生活を余儀なくされることも

歯周病菌は血液を通じて全身に重大な疾病をもたらす！

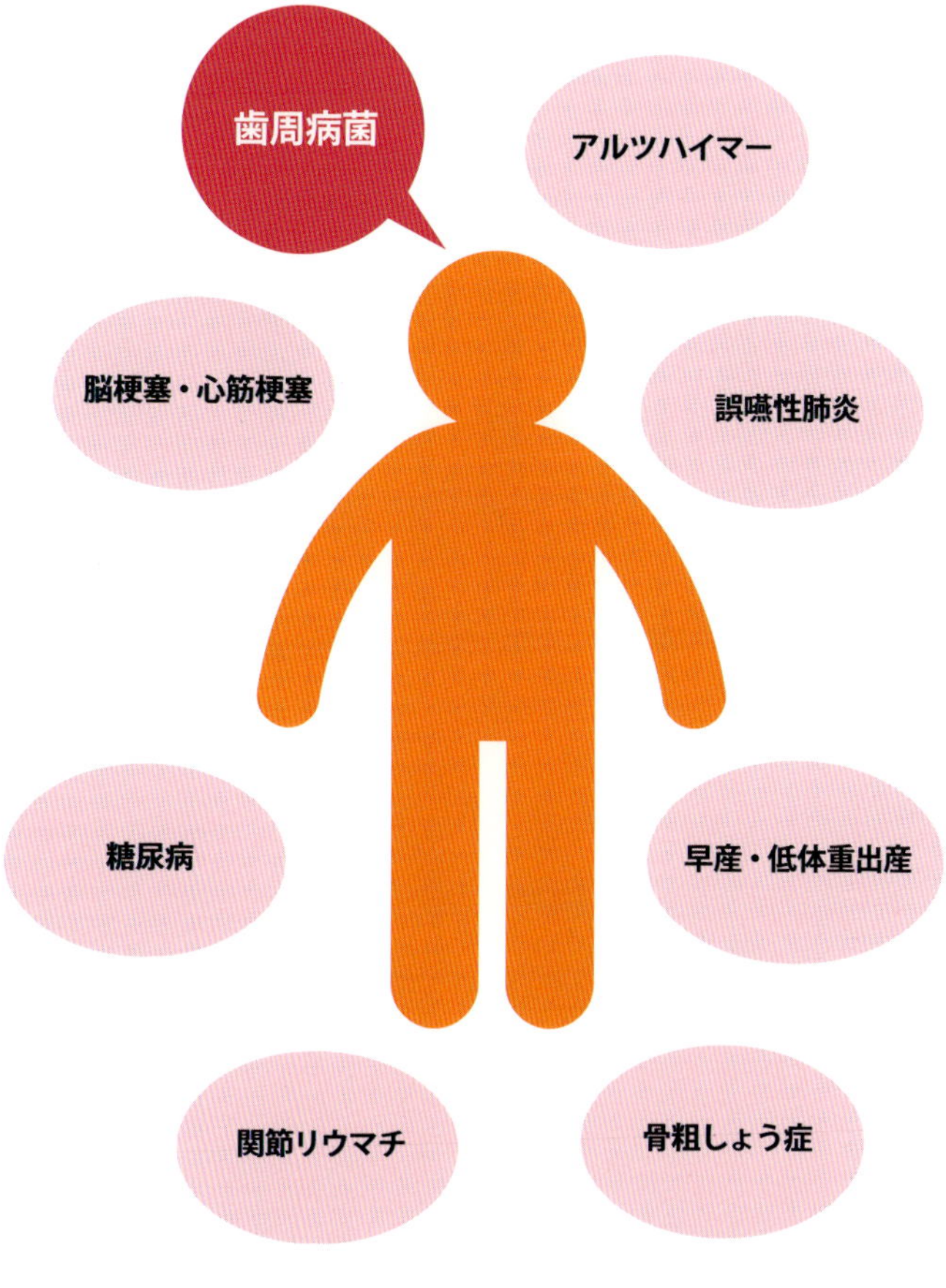
歯周病菌
アルツハイマー
脳梗塞・心筋梗塞
誤嚥性肺炎
糖尿病
早産・低体重出産
関節リウマチ
骨粗しょう症

あり、また、炎症が身体をめぐり、死に至ることもある非常に危険な病気であると言えます。

骨粗しょう症の原因として有力視されているのは、エストロゲンというホルモンの分泌が、加齢によって減少すること。

エストロゲンの分泌量が減ると、骨の強度が落ちるだけでなく、歯を支える歯槽骨も弱くなります。これにより歯周ポケット内の歯周炎が悪化することから、**骨粗しょう症と歯には明確な相関関係がある**ことが今日までの研究で判明しているのです。

骨粗しょう症の改善には、もちろん運動などによって骨を鍛えることも大切です。その上で、**歯周病を治療することで骨粗しょう症の症状が改善する**可能性があり、両者の関連性については今も研究が進められています。

そのメカニズムの一端が解明される日も、きっとそう遠くはないでしょう。

だ液をたっぷり出せばいつまでも若くいられる⁉

食事の際はよく噛んで食べるよう、誰しも子どもの頃に教わってきたことでしょう。

なぜよく噛む必要があるのかといえば、食べ物を歯でしっかり噛んですりつぶしてから飲み込むことで、胃腸への負担を和らげるのも理由のひとつ。さらに、**よく噛むことでだ液腺が刺激され、だ液がたっぷり分泌される**ことも実は大きな理由です。

だ液には「パロチン」という物質が含まれています。これは骨や筋肉の発達を促す物質で、とりわけ成長期の子どもの発育をサポートするもの。

また、この成長因子は健康を維持したり、老化を防止したりすることにも役立つとされています。

つまり、だ液をたくさん出せる人は、健康面はもちろん、子どもの能力や、アンチエイジングにおいても有利。
そのためには、毎日のベロ回し体操がものをいうのです。

まだまだある、「美口」がもたらす健康＆美容効果

ベロ回し体操はベロを鍛え、だ液を豊富に分泌できるようにすることで、「美口」を保つためのもの。これには**健康面、美容面で多くの嬉しい効果**が期待できます。

たとえば、1日3度のベロ回し体操を行うことで、顔全体の血流が改善され、むくみの解消につながります。

実際にベロのトレーニングを行った人からは、「以前より目がぱっちりと大きくなった」、「顔の筋肉が鍛えられて、あごのラインがすっきりした」、「ほうれい

線が目立たなくなった」などなど、さまざまな美容効果が報告されています。

また、豊富なだ液による消毒効果は、このほかにも、枚挙にいとまがありません。

とくにストレスや喫煙などの要因と重なることで、**歯周病は思いもよらぬリスクにつながります**。

たとえば、歯周病の原因菌であるPg菌が心臓の血管をつまらせ、動脈硬化症や大動脈瘤《りゅう》などの病気を引き起こすことがわかっています。

また、こうした血管のつまりの影響は、心臓病だけではありません。手や足などの末端の血管がつまると炎症が起き、皮膚に痛みや潰瘍を起こす「バージャー病」も、歯周病との深い関連が指摘されていますが、現在のところ詳しいメカニズムはわかっていません。

さらには高齢者だけでなく、妊婦さんが歯周病を患っている場合、早産の可能性が高まることも判明しています。

これは歯周病によって歯ぐきの炎症が悪化すると、口のなかにプロスタグランディンE2という生理活性物質が増え、これが陣痛を促進し、子宮の収縮や子宮頸《けい》部の拡張作用を促すためです。

その結果、体が急いで陣痛を起こし、出産準備をしなくてはと勘違いしてしまうことがあるのです。これによって低体重児出産などの危険が増すことは、海外の研究でたびたび報告されている事実。

もちろん、歯周病を治療することはこうした病気以前に、味覚の改善や消化の促進、生活の楽しみ、会話など、日々の食生活に大きな変化をもたらすはずです。

「汚口」から「美口」へと改善することには、計り知れない健康効果が期待できるのです。

第4章

歯並びが良くなれば口はこんなにキレイになる！

歯並びが良くなれば「健康長寿」になれる

「美口」という観点から口のなかのメンテナンスを考えたとき、**歯並びは無視できない要素**のひとつです。


歯並びが乱れているとどうしても噛み合わせが悪くなり、噛む力も弱くなって正しい咀嚼《そしゃく》の動作を阻害します。

その状態が何年も続くと、今度はあごや顔の筋肉のバランスが崩れ、口の動きが不適切になると、だ液の分泌にも悪影響を及ぼすことがあります。

また、後ほど言及しますが、歯磨きの際も、磨き残しが生まれやすく「汚口」の原因になります。

つまり、もし当人が「歯並びが悪くて見栄えが悪い」といった程度に思っていたとしても、実はそれが口から始まるさまざまなトラブルの発端になっていることも考えられるわけです。

精神面においても、歯並びのコンプレックスが解消される意味は大きいでしょう。きっと口元を気にすることなく笑えるようになり、人間的な魅力が増すはずです。

矯正は美容的な措置というイメージが強いかもしれませんが、美容にも健康長寿にも効果的な手段なのです。

〈歯科矯正で得られる主なメリット〉

- **正しい咀嚼により、だ液の分泌が促される**
- **口内環境を清潔に保てる**
- **噛み合わせが改善され、顔のバランスが整う**
- **発音、発声の改善**
- **体のバランス向上による運動能力の改善が期待できる**
- **笑顔が美しくなる**
- **食事が美味しくなる**

口が未発達な現代人は歯並びが悪くなりやすい

そもそも、なぜ歯並びには個人差があるのでしょうか。

生まれ持った骨格に個体差があるのは当たり前。歯並びにももちろん遺伝的な要因もあります。

しかし実際には、生まれてから数年間の後天的要因によって形成されている部分が大きいでしょう。いわば**歯並びや口の発達具合は、生まれてから今日までの哺乳、呼吸、姿勢、咀嚼、運動、食習慣がそのまま投影されている**のです。

生まれたばかりの頃は誰しも、歯ぐきがむき出しの状態で、歯は1本も生えていません。

生後しばらくは母乳もしくはミルクを飲んで成長していきますが、離乳食がはじまる6カ月目くらいから、少しずつ上あごの高さが増し、あごの幅が広がり、より舌が自由に動けるように発育していきます。

固形物を口から摂取する際、舌を前後に動かしながら食べ物を喉に送り、それを飲み込む。人はそうした動作を少しずつ、食事を通して覚えていきます。

だから当然、この時期に正しい哺乳、咀嚼、嚥下《えんげ》、舌の動作をマスターしなければ、口のなかの発達にも悪影響を及ぼすことになります。

たとえば電車のなかで周囲を見渡したとき、スマホを見ていたり本を読んでいたりしながら、無意識に口をポカンと開けている人を見かけることがあります。

このように、**意識しなければ自然に口が開いてしまうのは、口のまわりを構成する筋肉の発達が不十分な証拠**です。

原因はおそらく、正しい咀嚼、正しい口の動きが身についていないためでしょう。口を閉じる筋肉が弱く、開けているほうが楽なので、自分でも知らないうちにぽかんと口を開けてしまうのです。

ひどい場合は、口を開けたまま咀嚼をする人もいますが、これも子どもの頃から正しい噛み合わせで、ものをよく噛んで食べる習慣が身についていれば、起こり得ないこと。「三つ子の魂百まで」とよく言いますが、まさに口の機能は子どものときから鍛えておかなければ、一生その影響を被ることになるわけです。

矯正は子どもより中高年がすべきこと

歯並びの矯正は美容面でも大きな効果を発揮します。

歯並びが整えば適切にものを噛めるようになり、結果として筋力のバランスが整います。それによって顔のゆがみやほうれい線、さらにはたるみやシワの改善が期待できるためです。これはまさに、女性にとってはいいことずくめと言っていいでしょう。

口元が正しいバランスを取り戻すと、自然に輪郭が整い、横から見た際の顔のラインがより美しく見えるようになります。**矯正は究極のアンチエイジングと言っても過言ではない**のです。

歯科矯正は子どものためのものというイメージが強いかもしれません。

しかし実際には中高生から成人まで、多くの人が矯正を行っています。とくに最近では、中高年になってから矯正を始める人が珍しくありません。

それは美容目的だけではなく、**加齢とともに起こる歯のトラブルを改善するために、矯正が有効な手段**であるからです。

一見、歯並びが悪くないように見える人でも、口のなかまでつぶさにチェックしてみると、実は食事の際に両方の奥歯がきっちり噛み合っていないことがあったり、微妙に「出っ歯」の状態になっていたり、隙間が空いてきたり、さまざまな不具合を抱えているもの。

噛み合わせの悪さは口やベロの動きを阻害し、結果としてだ液の分泌を抑制してしまうこともあるでしょう。これが「汚口」の一因になるのは言うまでもありません。

また、歯並びが乱れている状態では、どれだけ時間をかけて歯を磨いても、ブラシが正しく歯に届かないところがあるため、食べかすなどを完全には除去できません。

これも矯正によって歯並びが整えば、ブラシやフロス、歯間ブラシなどがフィットするようになり、口のなかをいっそう清潔に保つことにつながるわけです。**矯正によって正しい咀嚼が行えるようになれば、だ液の分泌が促進され、さまざまな健康効果が得られます。**

若い世代であれば体の正しい発育を。中高年には健康で若々しく長生きすることを。矯正は「汚口」を「美口」に改善し、人生を充実させるためのアプローチのひとつです。

気になる人は一度、矯正専門の先生の審査・診断を仰いでみることをおすすめします。

歯周病とむし歯を防ぎたければ歯並びを良くしなさい

歯並びを良くすることが「美口」につながるということは、口腔ケアにおいて重要な意味を持ちます。

食べかすが残らず、プラークが発生しにくいということは、歯周病やむし歯になりにくくなるということです。歯周病やむし歯を放置すると、やがては歯が抜け、健康的な食生活が送れなくなります。食べ物が美味しくなくなり、発音が変わり、時には顔の形まで変わるとも言われています。噛み合わせが悪いと、局所的に噛む力がかかりすぎて歯に亀裂が入り、そこからむし歯になることもあります。前述したように歯周病菌が歯ぐきから侵入すると、認知症、糖尿病、高血圧などの全身疾患の原因となります。

口の健康を考えるうえで、究極の状態は、歯を削らない、歯を抜かないことです。歯周病とむし歯を防げれば、いつまでも自分の歯で食べられます。

口臭も防げます。

そのためには、**歯並びを整え、歯磨きと殺菌ベロ回しを日々行い、さらに定期的に歯科医に通うことが重要**です。

車椅子の高齢者が、入れ歯を入れた後に歩けるようになった実例も

矯正にはマウスピースやワイヤーを用いて少しずつ歯並びを動かしていったり、一部の歯を抜いてスペースをつくり、歯並びを整えていく手法などがあります。

実は今から30年ほど前までは、歯周病を発症している人は矯正治療を行うことができないと言われていました。歯周病によって歯ぐきがゆるみ、歯がぐらぐらした状態でそうした負荷をかけることができなかったからです。

しかし最近では、矯正装置の進化や技術やノウハウの進歩もあり、歯周病治療を目的とした矯正も行われるようになっています。

また、歯の矯正はたとえ成長期を過ぎていたとしても、何歳になっても可能です（ただし、動かしても問題のない歯に限ります）。

「美口」を維持し、歯周病をケアすることで得られる健康効果については前章でも述べている通りですが、ある研究では、**歯を守ることで転倒リスクを抑制できる**こともわかっています。

歯を失って噛み合わせが悪くなると、頭部のバランスが不安定になり、それが全身の重心にまで作用するのです。実際、すでに自前の歯を失っている車椅子の高齢者に、入れ歯をつけてリハビリを行ったところ、立って歩けるようになったという例もあります。

歯を1本失うごとに骨折の可能性が１．０６倍に増すというデータもあるほどで、歯周病が悪化してぼろぼろと歯を失っていけば、それだけリスクは増していくことになるのです。

日本人の多くが歯周病リスクを抱えている今、**歯周病罹患《りかん》率の高いシニア層にこそ、矯正は美口、健康、長生き、アンチエイジング、ＱＯＬ向上などに有効な治療の選択肢である**と言えるでしょう。

矯正で認知症のリスクが改善する！

最後にもうひとつ、矯正には認知症予防という大きなメリットがあることもご紹介しておきましょう。

認知症ケア専門士の肩書きを持つ医学博士の長谷川嘉哉《よしや》先生によれば、人はものを1回噛むだけで脳におよそ3・5ミリリットルの血流が送られます。

逆にいえば、咀嚼ができなくなるとそれだけ脳の血流は停滞してしまうことになります。

今ある歯をいつまでも残し、心身ともに健やかな老後を送るために、早めの歯科矯正は有効な手段なのです。

第5章

教えて！さゆみ先生
あなたの口の常識は
こんなに間違っている

「1日1度」のリセットで歯の健康は守れる

「美口」を保つためには、やっぱり毎日の歯磨きが大切です。

本来であれば、歯の1本1本を丁寧にブラッシングするくらいでないと、プラークを十分に除去することはできません。

しかし、多忙な現代人にとって、毎日3度の歯磨きを徹底するのは、意外と難しいこと。食事のたびにこの手間ひまを確保するのは容易ではないでしょう。

そこでおすすめしたいのが、**1日1度の〝集中ケア〟**です。

もちろん、3度の歯磨きを毎回、時間をかけて丁寧に行う余裕があるのならそれに越したことはありません。しかし、そうでない場合はプラークが発生する前のギリギリに、徹底的に汚れを落とすことで「美口」を維持できます。

プラークは汚れの付着からおよそ8時間で発生するとされています。

そこで、3度の歯ブラシに毎回全力を費やさなくても、**「1日に1度だけ徹底的に磨く」**と決めて実行すれば、ある程度の効果は維持できるでしょう。

時間のない朝や昼は、多少駆け足の歯磨きになるのはやむを得ません。それでもざっと食べかすを洗い流しておき、夕食後の歯磨きだけは手を抜かずにやるのです。

つまり1日に1度、就寝前の最後の歯磨きで口のなかをリセットすることで、むし歯や歯周病をケアしようというわけです。

この際、毛が細くて柔らかい（ただし毛先は細くない）大きめの歯ブラシを使うことで、効率よく食べかすを取ることができるでしょう。

毎日必ず行わなければならない歯磨きだからこそ、**できるだけ面倒くさくしないことが続ける秘訣**なのです。

磨き残しを避ける、「一筆書き」の歯磨き法

歯の磨き方というのは人それぞれで、歯科医が指導する磨き方を完璧に実践している人はおそらく少数派でしょう。

大切なのは、**歯のひとつひとつの形状をイメージして、1本の歯のすべての面をブラッシングすること**です。

歯の表面。

裏側。

両サイド。

そして上面。

この際、自分の歯や歯ぐきの状態に合わせて、歯ブラシの当て方をアレンジ

する必要があります。**特に歯と歯の間は重要で、歯間ブラシやフロスを活用し、しっかり磨きましょう。**

歯周ポケットのある人は斜め45度にブラシを当て、ポケット内の歯周病菌をかき出すように磨きます。

そうでない人は、歯ぐきを傷つけないように、歯に対して垂直にブラシを当てて磨けばよいでしょう。

そして歯並びの悪さが気になる人は、その部分のみ縦にブラシを当てて磨くなど、ケースバイケースで磨き方を変えることで、より効果的なブラッシングを行うことができます。

こうしてすべての面をブラシで十分にこすり、食べかすや脂などをしっかり落とせば、プラークの発生を抑えることができます。

なお、**一筆書きの要領で右から左に、あるいは左から右にと順に磨いていくのが、磨き残しを避けるコツ**。

頭のなかで、U字型に配列されている歯並びをイメージしてみてください。

まずは下の歯列の裏側を、右からじっくり左にかけて磨いていき（逆方向でも可です）、左端まで到達したら表面側に折り返して右へ向かう。右端に到達したら、上の歯へ移動して同じように裏側から表側へと順に磨きます。

とくに規則性を持たずにブラシを上下左右に動かすだけでは、どうしても磨き残しが発生してしまいます。

その日の汚れはその日のうちに除去するために、ぜひ覚えておいてください。そして、これに加えて**定期的に歯科クリニックに足を運び、歯石を取ってもらったり、歯周ポケットのなかをクリーニングしてもらえば万全**でしょう。

ちなみに、こうした歯磨きによってプラークを完全にゼロにすることは、まず不可能です。大切なのはプラークの増殖を、健康に悪影響を及ぼさない程度に抑えることで、これをプラークコントロールと呼びます。

他方、糖質がむし歯の原因を呼び込むとはいえ、完全に糖質ゼロで生活をするのもやっぱり不可能。糖質不足はむしろ不健康です。

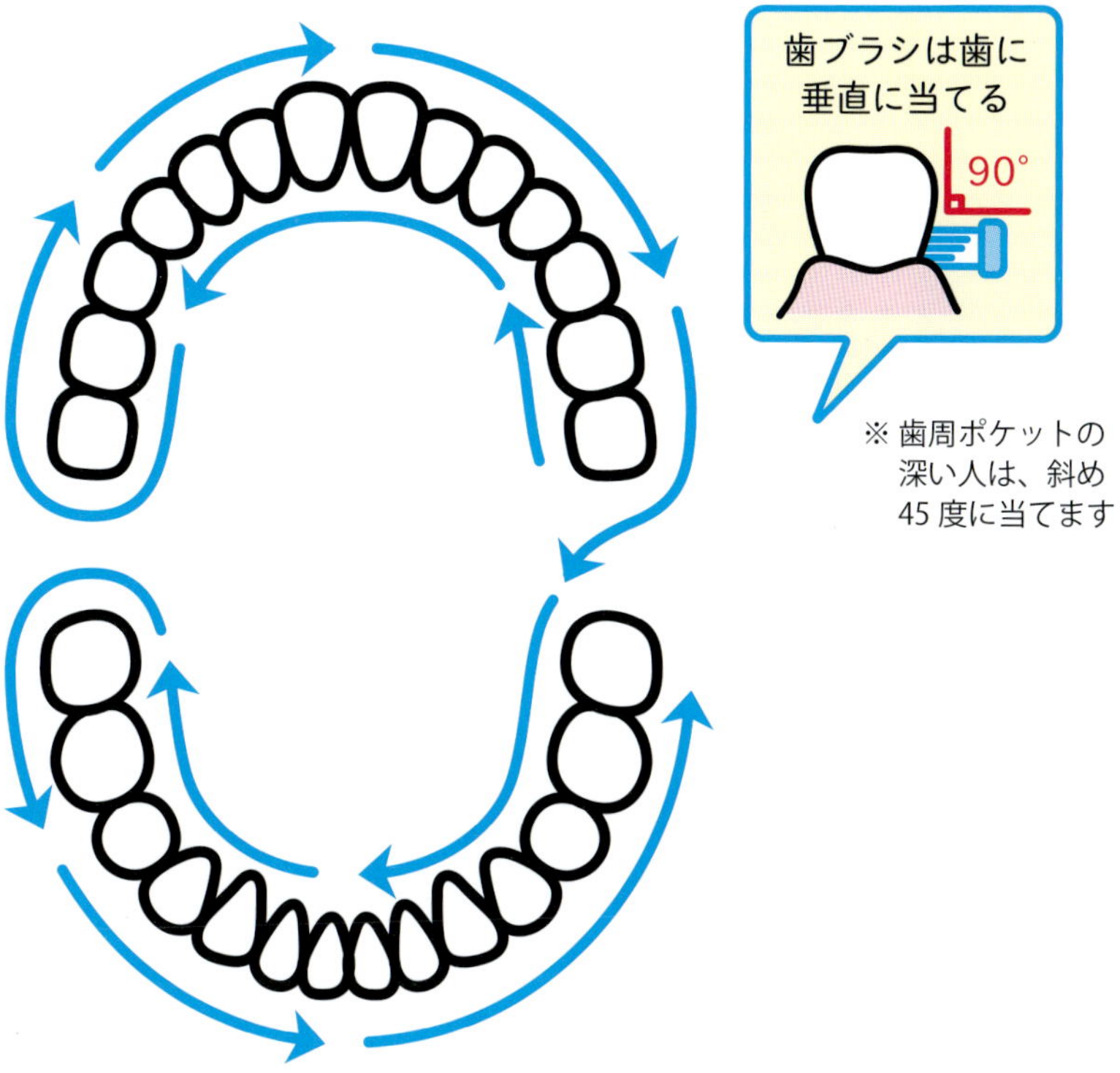

磨き残しのないよう、一筆書きの要領で磨きましょう！

そこで重要なのは、日頃からむし歯や歯周病になりにくい食生活を心がけることで、こちらを「シュガーコントロール」と呼びます。

具体的には、余計な間食を避けたり、甘いものの過剰摂取を控えるなど、食事以外での糖質摂取をしっかり制御することが大切。つまり、**むし菌の養分になるものを少なくし、菌の繁殖を抑えることが重要**です。

私たちが、普段よく口にする食べ物や飲み物に含まれる砂糖などは、むし歯菌の大好物。糖分の含まれる食べ物や飲み物をとる回数が少なければ、むし歯になるのを予防できます。

ちょっとした心がけで十分です。甘いジュースやコーラなどは、回数を減らすか、ノンシュガーのお茶にかえたり、コーヒーは砂糖をいれないだけで、十分変わります。

プラークコントロールとシュガーコントロール。この2つをぜひ、日常のなかで意識してみてください。

歯ブラシ選びを間違えると、歯ぐきが傷つく

最近ではドラッグストアへ行くと、実にいろんな歯ブラシが並んでいて、どれを選べばいいのか迷ってしまう人も少なくないでしょう。

手動の歯ブラシや音波歯ブラシなど、さまざまな種類がありますが、これは**生活スタイルに合わせてどちらでも使いやすいほうを選べばＯＫ**。どちらであっても、歯ぐきを傷めないよう、力を入れすぎないことが大切です。

問題は手動の歯ブラシの選び方です。

ひとくちに「歯ブラシ」と言っても、毛の硬さが硬めのもの、普通のもの、柔らかめのものと大まかに３パターン。さらに毛の太さが太いもの、細いもの、極細のもの、先がさらに細くカットしてあるもの、ヘッドの毛の部分が長いもの、

短いもの、とさまざまなタイプが存在しています。
こうした多種多様の製品のなかから、**目的に合ったものを選ぶことが、歯磨きの効率を大きく左右します**。

たとえば食べかすやプラークを落とすことが目的であれば、毛は柔らかめのものより硬めのもののほうが適していますが、あまり強い力でこすりすぎると歯をすり減らしてしまうので注意が必要です。すでに歯周病を発症している場合など出血しやすい人は、毛が柔らかめの歯ブラシを選ぶべきでしょう。

また、毛先が極細にカットしてあるタイプのものは、歯周炎を発症し、歯周ポケットが広がってしまっている人向けのもの。歯や歯ぐきの健康を保っている人がこれを使うと、いたずらに歯ぐきを傷めてしまうことがあるので注意が必要です。

こうした一般的な歯ブラシのほかに、フロスや歯間ブラシ、タフトブラシも、歯をきれいに保つために有効です。

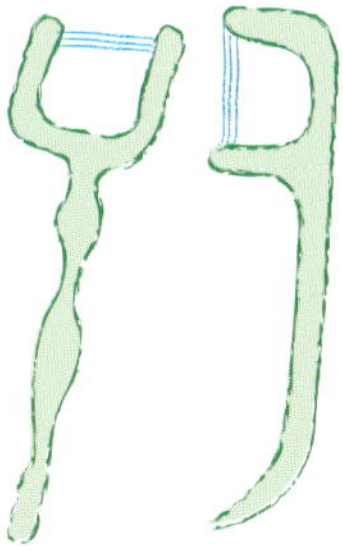

フロス

歯と歯の間の汚れを
削ぎ落とす糸状のもの

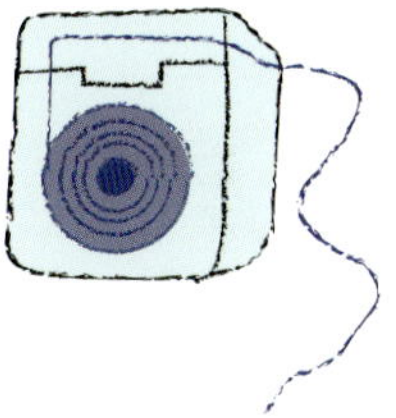

歯間ブラシ

歯と歯の隙間、
歯と歯ぐきの境目など
細部の汚れを落と
すもの

※ 使うときは２往復くらいで。
やりすぎると歯と歯の間に隙
間ができてしまうので注意！

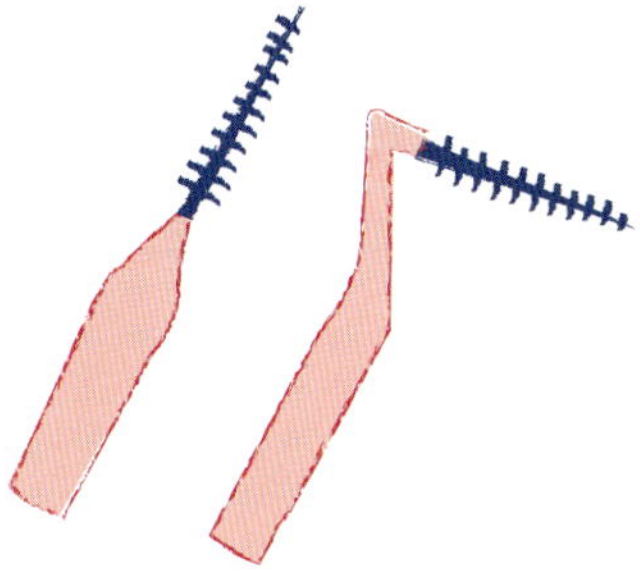

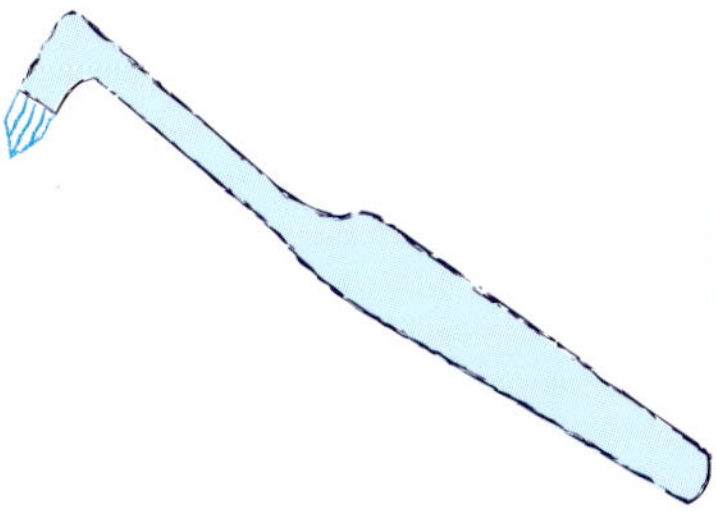

タフトブラシ

孤立歯など
通常の歯ブラシでは
磨きにくい細部
を磨くもの

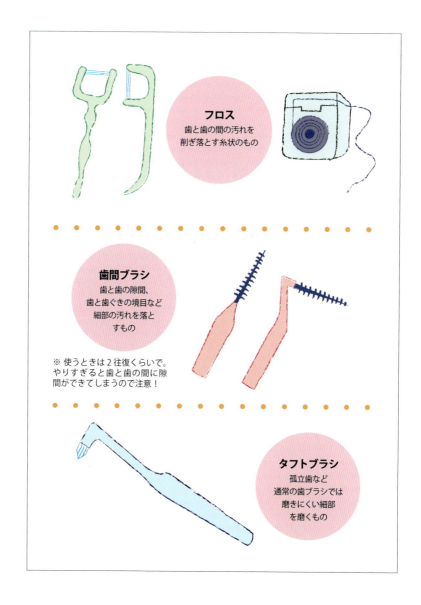

●**フロス**……歯と歯の間の汚れを削ぎ落とす、糸状のもの。
●**歯間ブラシ**……歯と歯の隙間など細部の汚れを落とすもの。
●**タフトブラシ**……孤立歯など通常では磨きにくい細部を磨くもの。

1日3度の歯磨きの際、最後はタフトブラシに持ち替えて、磨きにくい奥歯の裏などを重点的に磨けばベスト。さらにそれとは別に、テレビを見ながらフロスや歯間ブラシで歯の両サイドの汚れを落とすことを習慣づければ、「汚口」を撃退し、いつまでも「美口」を保つことができるでしょう。

また、舌の表面のケアも意外と重要です。**とくに朝起きた直後は、寝ている間に口のなかのだ液が少なくなって乾燥しているため、舌の手入れは必須**といえるでしょう。

毎朝、起床後に舌ブラシと毛先の柔らかいブラシを使って簡単に表面を磨くことを習慣づければ、より口内環境をきれいに整えることができます。

歯磨き粉は１センチだけでＯＫ

歯ブラシと同様に、歯磨き粉についても多くの商品が販売されています。

そもそもなぜ歯磨き粉を使う必要があるのかというと、歯垢《しこう》を効率的に落としたり、口臭やむし歯を防いだりするのが一番の理由です。

たとえば、再石灰化を促すフッ素を配合したものは歯を強くし、むし歯を予防してくれます。この場合、あまり口をゆすぎすぎないほうがフッ素の効果をより高めることができるでしょう。

あるいは、研磨剤入りのものは、歯の表面をツルツルに磨き上げることができますし、歯周病菌を防ぐ成分を含んだものもあります。

ただし、**歯磨きに歯磨き粉が必ず必要であるかというと、実はそうではありません。**むしろ、歯磨き粉の使用にもいくつかのデメリットがあることを覚えておきましょう。

磨いたあとにスッキリとした爽快感が得られる歯磨き粉ですが、それはあくまでも香料の働きによるもの。

それにごまかされてしまい、磨き残しがあっても気づかず、口のなかがキレイになったと誤解してしまいがちなので注意が必要です。

また、泡立ちが良すぎるタイプのものは、口のなかがすぐにいっぱいになってしまい、歯磨きを短時間で終わらせてしまう原因になります。

さらに研磨剤入りの歯磨き粉を使いすぎると、歯が削れてしみたり、あるいは歯ぐきを傷つけてしまい、かえってトラブルの原因となることもあるので注意が必要です。

結論としては、**歯磨き粉を使うにしてもあまりつけすぎないことが大切**。目安としては歯ブラシの上にのせた際、0.5～1センチ程度に留めるべきでしょう。

なお、固形やジェル状、泡状のものなど、歯磨き粉にもさまざまなタイプが存在していますが、どれでも自分の感覚に合ったもので構いません。長く口のなかに入れていて不快に感じないものであることが大切です。ジェル状のものは、寝る前の最後の歯磨きのあと、うがいをしてから最後に歯に少し塗ってゆすがずそのまま寝る、といった使い方もあります。

いずれにしても、**磨き残すことなく、十分に時間をかけて歯磨きを行えるものであるかどうか、という観点が大事**です。

だ液は「キセキの歯磨き粉」

だからといって、歯を磨く際には必ずしも歯磨き粉を使わなければいけないわけではありません。

むしろ前述したようにいくつかのデメリットがあることから、**歯磨き粉を使わずにブラッシングをするのは、医学的に見ても効果的**と言えます。なぜなら、だ液そのものに殺菌成分が含まれているからです。

第1章でも詳述しているように、**だ液が単なる消毒薬と異なるのは、悪玉菌のみを撃退し、善玉菌には作用しないという、「いいとこ取り」のキセキの働きを持っている点**です。

つまり、単に口のなかを洗浄することが目的であれば、歯磨き粉を使わず自らのだ液だけで洗えば十分で、むしろこれほど高性能な天然の歯磨き粉は、他にありません。

たとえば夕食後、リビングでテレビを見ながら、だ液のみで歯磨きを行えば、泡が口にあふれることもなく、じっくり時間をかけて磨くことができるのではないでしょうか。

もちろん次第にだ液が口のなかにあふれてくることになりますが、これはそのつど吐き出すか、あるいは飲み込んでしまっても体に害はありません（ちょっと汚いと感じるかもしれませんが……）。

その意味では、歯磨き粉の代わりに、塩を振って磨くのも悪いことではありません。ただし、粗めの塩で強くこすると口のなかを傷つけてしまうことがあるのが難点でしょう。

マウスウォッシュは慎重に選ぶべき

歯磨きにあまり時間をかけられないときや、手っ取り早く口のなかをきれいにしたいとき、軽くゆすぐだけでスッキリできるマウスウォッシュは非常に便利なアイテムです。ただ、これで口のなかが本当にキレイになっているかというと、そうではありません。

マウスウォッシュに殺菌効果があるのは事実ですが、歯の表面や隙間にこびりついた食べかすや汚れは、ブラッシングしなければ完全には落ちません。こうした薬剤で一時的な爽快感を得たことで、キレイになっている気になってしまうのは、むしろ歯磨きを怠る一因になるでしょう。

また、店頭で売られているマウスウォッシュの多くには、もうひとつ重大な問題があります。第1章でも説明しましたが、その殺菌効果により、むし歯の原因菌であるミュータンス菌だけでなく、善玉菌まで一緒に殺菌されてしまうことです。

そのため、口内フローラのバランスを崩し、かえってトラブルの原因になることもないとは言えません。だからといって、水でゆすぐだけでは不十分。**やはり、「美口」を守るためにはブラッシングが第一**なのです。

ただし、マウスウォッシュにもさまざまなタイプがあります。

たとえば最近の国内外の製品には、口のなかのpH値を調整することで歯の表面の溶け出しを抑える効果を持つものがあります。これがむし歯予防をはじめとする「美口」づくりに役立つとして注目されています。

むし歯とはミュータンス菌がつくりだす酸によって歯が溶けていくもの。口のなかのpH値は普段、中性に保たれていますが、ごはん類やパンなどの炭水化物や、砂糖入りの甘いものを食べると酸性に変わります。

これはだ液の働きによって少しずつ元のpH値に戻っていきますが、途中で甘いものなどの間食をはさむと酸性に偏った状態が長く続き、むし歯になりやすくなります。

その対策として、舌や歯をティッシュやハンカチなどで拭いたりこすったりして済ませる人がたまにいますが、歯間など肝心な部分の汚れが取れないので意味がありません。

つまり、**口のなかを定期的に中性に戻してやることがむし歯ケアのコツ**。マウスウォッシュのなかには、そうした効果を持つタイプのものもあります。

マウスウォッシュを選ぶ際は価格や香りではなく、こうした機能面に注目してみてください。

最近の歯医者は「痛くない」のが当たり前

自力で歯の健康状態を保つには、どうしても限界があります。

自分の目では見えない奥の歯など、**すみずみまで汚れを落とし、発生したプラークを取り除くには、やはり定期的な歯科検診を受けるのがベスト**です。

ところが、「どうも歯医者は苦手で……」と二の足を踏んでしまう人は、決して少なくないでしょう。それはおそらく、幼少期の頃からむし歯治療で痛い思いをしてきたために抱えるトラウマによるものであるはず。

しかし、歯科医療の世界も日進月歩。技術は進化を続け、**近年では痛みを軽減する治療法がさまざま導入されています**。

たとえば麻酔。患者が最も恐れているのは歯肉に直接注射を打つ「浸潤麻酔」でしょうが、注射針が細くなった今は、昔ほどの痛みは感じません。

さらに、歯ぐきの表面に麻酔薬を塗布する「表面麻酔」（針を刺す場所へあらかじめ塗るもの）などとの併用で、できるかぎり負担の少ない治療が行われるようになりました。

妊娠中の人や持病がある人は副作用の懸念があるため、事前に医師に相談すべきですが、こうした麻酔の効果により、**むし歯は痛みを感じることなく治療することができる**のです。

また、むし歯の治療法そのものにも大きな変化が起きています。

かつてはむし歯に侵された部分を削る治療法が一般的でしたが、削らずにレーザーで治療する手法や、特殊な薬剤でその歯の治癒力を上げる手法、初期むし歯のむし歯菌を溶かして除菌する「カリソルブ」も、昨今話題の技術のひとつです（ただし、これらはすべて保険適用外なのでご注意ください）。

さらに、初期のむし歯を高温で蒸発させる「炭酸ガスレーザー」を使用するクリニックもあります。この治療法はむし歯だけでなく歯肉炎や歯周病にも活用されていますので、歯科医と相談しながら使用を検討するといいでしょう。

削らないむし歯治療は、健康な歯を残せるだけでなく、歯そのものの寿命を伸ばします。誰もが苦手なドリル音が発生しないのも、大きなメリットと言えます。

このほかにも治療中の痛みや負担を和らげるために、各クリニックでさまざまな手法が取り入れられています。

むし歯や歯周病が取り返しのつかない状態に至る前に、一度最寄りのクリニックに相談してみてはいかがでしょうか。

何はともあれ**定期的に歯科で診てもらうのが、いつまでも「美口」を保つ一番の方法**なのですから。

おわりに

「美口」へのアプローチで
すべての人を健康で長生きに

「人生100年時代」と言われるようになって久しい昨今。それだけ医療が進歩し、人が長生きできるようになったわけですが、健康を維持できなければ長生きはむしろ苦痛になってしまうこともあるでしょう。

本書をお読みいただいたみなさんには、「美口」へのアプローチが健康長寿にどれほど役に立つのか、よくおわかりいただけたはず。

毎日の歯磨き、そして「殺菌ベロ回し」で、健康的で生き生きとした生活を手に入れることができます。

思えばこれまで、歯や口の健康というのは、あまりにも軽視されてきました。自分の口臭に気づかず、歯磨きの際の出血を見逃し、気づいたときには重度のむし歯や歯周病を患っていた、という人は決して少なくないでしょう。

しかし、１００歳まで自分の歯でものを食べられることは、心身のすべての健康につながる大切なこと。

本書のなかでたびたび述べてきたように、筋肉であるベロは、いくつになっても鍛えることができます。

これまで歯磨きをないがしろにしてきた人や、すでにむし歯だらけな人であっても、「美口」への取り組みが遅すぎるということはありません。

いつまでも健やかで若々しく、そして美味しい食事を楽しむために、さっそく「殺菌ベロ回し」を始めてみてください。

みなさんの歯とベロ、そして心身の健康を願っています。

最後に……

同居の母
忙しい私を理解している子どもたち
二川浩樹先生
岡崎好秀先生
西田亙先生
長谷川嘉哉先生
私を成長させてくれた日本アンチエイジング歯科学会・松尾通会長
忙しい日々のなかで共に患者さんのためにワンチームで奮闘し、クリニックを
支えてくれているスタッフ、非常勤歯科医の先生方

そして、
この本の制作にあたってご理解とご協力をいただいたすべてのみなさまに
感謝申し上げます。

坂本紗有見